Kerstin Günther

Immunisierungsrisiko bei Botulinumtoxin-A-Therapie

Kerstin Günther

Immunisierungsrisiko bei Botulinumtoxin-A-Therapie

von Spastikpatienten nach cerebrovaskulärem Insult

Südwestdeutscher Verlag für Hochschulschriften

Impressum/Imprint (nur für Deutschland/only for Germany)
Bibliografische Information der Deutschen Nationalbibliothek: Die Deutsche Nationalbibliothek verzeichnet diese Publikation in der Deutschen Nationalbibliografie; detaillierte bibliografische Daten sind im Internet über http://dnb.d-nb.de abrufbar.
Alle in diesem Buch genannten Marken und Produktnamen unterliegen warenzeichen-, marken- oder patentrechtlichem Schutz bzw. sind Warenzeichen oder eingetragene Warenzeichen der jeweiligen Inhaber. Die Wiedergabe von Marken, Produktnamen, Gebrauchsnamen, Handelsnamen, Warenbezeichnungen u.s.w. in diesem Werk berechtigt auch ohne besondere Kennzeichnung nicht zu der Annahme, dass solche Namen im Sinne der Warenzeichen- und Markenschutzgesetzgebung als frei zu betrachten wären und daher von jedermann benutzt werden dürften.

Verlag: Südwestdeutscher Verlag für Hochschulschriften GmbH & Co. KG
Dudweiler Landstr. 99, 66123 Saarbrücken, Deutschland
Telefon +49 681 37 20 271-1, Telefax +49 681 37 20 271-0
Email: info@svh-verlag.de

Zugl.: Rostock, Uni, Diss, 2010

Herstellung in Deutschland:
Schaltungsdienst Lange o.H.G., Berlin
Books on Demand GmbH, Norderstedt
Reha GmbH, Saarbrücken
Amazon Distribution GmbH, Leipzig
ISBN: 978-3-8381-2634-0

Imprint (only for USA, GB)
Bibliographic information published by the Deutsche Nationalbibliothek: The Deutsche Nationalbibliothek lists this publication in the Deutsche Nationalbibliografie; detailed bibliographic data are available in the Internet at http://dnb.d-nb.de.
Any brand names and product names mentioned in this book are subject to trademark, brand or patent protection and are trademarks or registered trademarks of their respective holders. The use of brand names, product names, common names, trade names, product descriptions etc. even without a particular marking in this works is in no way to be construed to mean that such names may be regarded as unrestricted in respect of trademark and brand protection legislation and could thus be used by anyone.

Publisher: Südwestdeutscher Verlag für Hochschulschriften GmbH & Co. KG
Dudweiler Landstr. 99, 66123 Saarbrücken, Germany
Phone +49 681 37 20 271-1, Fax +49 681 37 20 271-0
Email: info@svh-verlag.de

Printed in the U.S.A.
Printed in the U.K. by (see last page)
ISBN: 978-3-8381-2634-0

Copyright © 2011 by the author and Südwestdeutscher Verlag für Hochschulschriften GmbH & Co. KG and licensors
All rights reserved. Saarbrücken 2011

Für meine Eltern, Großeltern und Freunde

„"...alle Ding sind Gift und nichts ist on Gift; allein die Dosis macht das ein Ding ein Gift ist..." (Dosis sola venenum facit)

Paracelsus, Paragranum (1530, 1965) In: Peuchert W (Hrsg.) Paracelsus Werke Bd.1. Schwabe&Co, Basel und Stuttgart

Inhaltsverzeichnis

Abkürzungsverzeichnis VI

1 Einleitung .... - 1 -

  1.1 Botulinumtoxin .... - 1 -

    1.1.1 Geschichtliche Aspekte .... - 1 -

    1.1.2 Molekülstruktur .... - 3 -

    1.1.3 Pathomechanismus .... - 4 -

    1.1.4 Präparate .... - 7 -

      1.1.4.1 Botox® .... - 7 -

      1.1.4.2 Dysport® .... - 9 -

      1.1.4.3 Neurobloc®/Myobloc™ .... - 9 -

      1.1.4.4 Xeomin® .... - 10 -

    1.1.5 Botulinumtoxin-Therapie .... - 10 -

    1.1.6 Anwendungsgebiete .... - 11 -

    1.1.7 Unerwünschte Nebenwirkungen .... - 13 -

  1.2 Botulinumtoxin-Antikörper .... - 14 -

    1.2.1 Botulinumtoxin-A-Antikörper: Mechanismen der Toxinneutralisierung .... - 15 -

    1.2.2 Formen von Therapieversagen .... - 17 -

    1.2.3 Klinik des Therapieversagens .... - 18 -

    1.2.4 Risikofaktoren für sekundäres Antikörper-induziertes Therapieversagen .. - 18 -

1.2.5	Antikörperfrequenzen der verschiedenen Botulinum-Toxin-Präparate und der verschiedenen Anwendungsgebiete	- 20 -
1.2.6	Diagnostisches Vorgehen bei Verdacht auf Therapieversagen	- 22 -
1.2.7	Nachweistests von Botulinumtoxin-A-Antikörpern	- 22 -
1.2.7.1	Maus-Diaphragma-Test	- 23 -
1.2.7.2	Extensor-Digitorum-Brevis-Test	- 24 -
1.2.7.3	Musculus-Frontalis-Test	- 25 -
1.2.7.4	Maus-Protektions-Test	- 25 -
1.2.7.5	Sternocleidomastoideus-Test	- 26 -
1.2.7.6	Weitere Botulinumtoxin-Antikörper-Nachweistests	- 26 -
1.3	Spastik	- 28 -
1.3.1	Spastik beim Schlaganfall	- 29 -
1.3.2	Therapieziele und Therapieoptionen bei Post-Stroke-Spastizität	- 29 -
2	Zielsetzung	- 33 -
3	Material und Methoden	- 36 -
3.1	Reagenzien	- 36 -
3.1.1	Reagenzien für den Maus-Diaphragma-Test	- 36 -
3.1.2	Reagenzien für den Extensor-Digitorum-Brevis-Test	- 37 -
3.1.3	Reagenzien für den Musculus-Frontalis-Test	- 37 -
3.2	Verbrauchsmaterialien	- 37 -
3.2.1	Verbrauchsmaterialien für den Maus-Diaphragma-Test	- 37 -
3.2.2	Verbrauchsmaterialien für den Extensor-Digitorum-Brevis-Test	- 38 -

3.2.3 Verbrauchsmaterialien für den Musculus-Frontalis-Test ... - 38 -

3.3 Geräte ... - 38 -

    3.3.1 Geräte für den Maus-Diaphragma –Test ... - 38 -

    3.3.2 Geräte für den Extensor-Digitorum-Brevis-Test ... - 39 -

    3.3.3 Geräte für den Musculus-Frontalis-Test ... - 39 -

3.4 Versuchstiere ... - 39 -

3.5 Patienten ... - 39 -

    3.5.1 Ethik ... - 40 -

3.6 Methodik ... - 41 -

    3.6.1 Maus-Diaphragma-Test ... - 41 -

        3.6.1.1 Herstellung der Krebs-Ringer-Lösung ... - 41 -

        3.6.1.2 Herstellung von Botulinumtoxinverdünnungen ... - 42 -

        3.6.1.3 Organbadvorbereitung ... - 42 -

        3.6.1.4 Narkotisierung ... - 43 -

        3.6.1.5 Präparation des Hemidiaphragmas ... - 43 -

        3.6.1.6 Messung der halbmaximalen Paralysezeit ... - 44 -

        3.6.1.7 Dosis-Wirkungskurve ... - 45 -

        3.6.1.8 Herstellung von Antikörperverdünnungen ... - 46 -

        3.6.1.9 Inkubation mit Antikörperseren ... - 46 -

        3.6.1.10 Erstellung der Kalibrierungskurven ... - 46 -

        3.6.1.11 Dialyse der Patientenseren ... - 47 -

        3.6.1.12 Inkubation der Patientenseren mit Botulinumtoxin ... - 47 -

IV

3.6.1.13 Messung der Antikörpertiter .... - 48 -

3.6.2 Extensor-Digitorum-Brevis-Test .... - 48 -

3.6.3 Musculus-Frontalis-Test .... - 49 -

4 Ergebnisse .... - 51 -

4.1 Botulinumtoxin-Dosisfindung und Antikörper-Kalibrierungskurven .... - 51 -

4.1.1 Botulinumtoxin-Dosis-Wirkungskurven .... - 52 -

4.1.2 Antikörper-Kalibrierungskurven .... - 54 -

4.1.2.1 Antikörper-Kalibrierungskurve für Botulinum-Toxin A_1 .... - 54 -

4.1.2.2 Antikörper-Kalibrierungskurve für Botulinum-Toxin A_2 .... - 56 -

4.2 Ergebnisse der Patientenuntersuchung .... - 57 -

4.2.1 Antikörperbestimmung im Maus-Diaphragma-Test .... - 57 -

4.2.1.1 Ergebnisse von Spastikpatienten .... - 58 -

4.2.1.2 Ergebnisse von Patienten mit cerebrovasculärer Spastik .... - 60 -

4.2.1.3 Ergebnisse von Dystoniepatienten .... - 61 -

4.2.2 Ergebnisse des Extensor-Digitorum-Brevis-Test .... - 62 -

4.2.3 Ergebnisse des Musculus-Frontalis-Test .... - 64 -

4.2.4 Korrelation der Ergebnisse der Botulinumtoxin-Antikörper-Tests untereinander und Sensitivitäts- und Spezifitätsbetrachtungen .... - 66 -

4.2.5 Korrelation der Ergebnisse der Botulinumtoxin-Antikörper-Tests mit der klinischen Response .... - 68 -

5 Diskussion .... - 70 -

5.1 Maus-Diaphragma-Test .... - 70 -

5.2 Extensor-Digitorum-Brevis-Test .... - 72 -

5.3	Musculus-frontalis-Test	- 73 -
5.4	Antikörperfrequenz bei Spastikpatienten	- 74 -
5.5	Präventionsmöglichkeiten und Therapieoptionen bei Antikörper-induziertem Therapieversagen	- 78 -
6	Zusammenfassung und Ausblick	- 80 -

Abbildungsverzeichnis	IX
Tabellenverzeichnis	X
Literaturverzeichnis	XI
Anhang	XXIX
Danksagung	XXIX
Tabellen	XXX

Abkürzungsverzeichnis

AK	Antikörper
AKTV	Antikörper-induziertes Botulinum-Toxin-Therapieversagen
AKTV-A	Antikörper-induziertes Botulinum-Toxin-A-Therapieversagen
aS	Spastik, anderer Ätiologie
BNT	Botulinum-Neurotoxin
BT	Botulinum-Toxin, Gemisch aus Neurotoxin und nicht toxischen Proteinen
BT-A	Botulinum-Toxin A
BT-A-AK	Spezifische Botulinum-Toxin-A-Antikörper
BT-AK	Botulinum-Toxin-Antikörper
BT-B	Botulinum-Toxin B
BT-B-AK	Spezifische Botulinum-Toxin-B-Antikörper
BT-F	Botulinum-Toxin F
BT-Therapie	Botulinum-Toxin-Therapie
CD	Cervicale Dystonie
CMAP	Compound muscle action potential = MSAP
CMAP-Change	Prozentuale Veränderung zwischen CMAP Ratio präinjectionem und postinjectionem
CMAP-Ratio	MSAP des BT-injizierten Muskel/MSAP des nicht-injizierten Muskel
CNT	Clostridium-Neurotoxine
cS	Spastik, cerebrovasculär

DTT	Dithiothreitol
EBSS	Earle´s Balanced Salt Solution
EDB	Extensor Digitorum Brevis
EMG	Elektromyographie
IU	International Units
kDa	Kilodalton
KR	Krebs-Ringer-Lösung
LD_{50}	Halbmaximale Letaldosis im Maus-Letalitäts-Test, entspricht einer Mauseinheit
LK	Leichte Kette
Lsg	Lösung
M	Mol
mAK	Monoklonaler Antikörper
MAS	Modifizierte Ashworth-Skala
MDT	Maus-Diaphragma-Test
ME	Mauseinheit, entspricht der LD_{50}, differiert je nach Hersteller
MFT	Musculus-Frontalis-Test
MLT	Maus-Letalitäts-Test, je nach Hersteller unterschiedliche Bestimmungsverfahren
mN	Milli-Newton
MPT	Maus-Protektions-Test
mS	Spastik, multiple Sklerose

MS	Multiple Sklerose
MSAP	Muskelsummenaktionspotential
MU-EV	Equivalence Mouse Units
NSF	N-ethylmaleimide-sensitive fusion, Kofaktor zur Vesikelfusion
pTV	Primäres Therapieversagen
PZ	Paralysezeit
SBA	Spezifische biologische Aktivität
S_C	C-terminale Domäne der SK
SCM-Test	Sternocleidomastoideus-Test
sCP	Spastische Cerebralparese
SD	Standardabweichung
SK	Schwere Kette
S_N	N-terminale Domäne der SK
SNAP-25	soluble NSF attachment protein-25, Protein des SNARE-Komplexes
SNARE	soluble NSF attachment protein receptor, Vesikel-Fusions-Komplex
sTV	Sekundäres Therapieversagen
TV	Therapieversagen
U	Units
VAMP	Vesikel-assoziiertes Membran-Protein

1 Einleitung

1.1 Botulinumtoxin

Das stärkste in der Natur vorkommende Gift, das Botulinumtoxin, ist zugleich auch ein in hoher Verdünnung wirksames Heilmittel. Es wird von dem Bakterium *Clostridium botulinum* synthetisiert. Das Bakterium ist ubiquitär verbreitet, gram-positiv, obligat anaerob und sporenbildend. Die hitzeresistenten Sporen können unter anaeroben Bedingungen, insbesondere in lebensmittelhaltigen Konserven, seltener im Darm von Säuglingen und in Wunden auskeimen und dort Toxine bilden. Daher sind die Clostridien als Erreger des Botulismus, der lebensgefährlichen Nahrungsmittelvergiftung, des Säuglingsbotulismus und des Wundbotulismus, einer Wundinfektion hauptsächlich polytraumatisierter oder drogenabhängiger Patienten, bekannt.

1.1.1 Geschichtliche Aspekte

Wohl kaum ein anderes Gift hat einen derartigen geschichtlichen Wandel erfahren wie das Botulinumtoxin. Einst galt es als gefürchteter Auslöser des Nahrungsmittelbotulismus und im zweiten Weltkrieg bekam es einen zweifelhaften Ruf als potentieller biologischer Kampfstoff. Schließlich wurde es zum Therapeutikum für viele neurologische Patienten, denen bis zu diesem Zeitpunkt keine befriedigende Therapie angeboten werden konnte.

Schon seit dem frühen Mittelalter gibt es Aufzeichnungen von Krankheitssymptomen, die nach dem Verzehr von verdorbenen Speisen auftraten. Heute sind diese Symptome mit dem Krankheitsbild des Botulismus vereinbar (Kessler et al. 1997a). Bei einer solchen Lebensmittelvergiftung werden anfängliches Erbrechen, Diarrhoe, Sehstörungen mit zunehmender Lähmung der Augenmuskulatur und Sehen von Doppelbildern sowie vegetative Begleitsymptome, wie Mundtrockenheit, verminderte Schweißproduktion und bradykarde Pulsfrequenzen, beobachtet. Im weiteren Verlauf folgen progressive generalisierte Muskelparesen mit potenzieller Todesfolge durch Atemi̇nsuffizienz bei Paralyse der Atemmuskulatur (Heckmann et al. 2003). Die einzig kausale Therapie bei frühzeitigem Erkennen ist die Applikation von Antitoxin.

Die Erkenntnis über den Zusammenhang dieser lebensgefährdenden Symptomen mit dem Genuss von verdorbenen Fleisch führte bereits im 10. Jahrhundert zum Verbot der Blutwurstherstellung, erlassen von Kaiser Leo VI von Byzantium (886-911) (Smith 1977).

Die Häufung von Todesfällen an Lebensmittelvergiftungen erweiterte das Wissen um diese Krankheit. Nachdem 1793 eine Epidemie in Wildbad bei Württemberg wütete, bei der mehr als die Hälfte der Erkrankten starben, wurden die Forschungen intensiviert (Homann et al. 2002). 1817 konnte der damalige Oberamtsarzt von Weinberg, Württemberg, und spätere berühmte Dichter der Romantik Justinus Kerner Krankheitskasuistiken mit detaillierter Symptombeschreibungen von Todesfällen nach dem Genuss verdorbener Wurst vorlegen (Kerner 1817). Weitere Veröffentlichungen folgten 1820 und 1822 (Kerner 1820, Kerner 1822). In ihnen dokumentierte Kerner weitere Krankheitsbeobachtungen sowie Ergebnisse experimenteller Forschungsarbeiten mit Tierversuchen und auch die Durchführung eines Selbstversuches (Erbguth 2004). Er führte die Erkrankung, welche er als Botulismus bezeichnete (botulus = Wurst) auf eine in verdorbenem Fleisch enthaltene Fettsäure zurück, die er Wurstgift (Botulinumtoxin, BT) nannte und der er eine paretisierende Wirkung zuschrieb. Weiterhin erarbeite er Präventionsmaßnahmen, die den Genuss von verdorbener Wurst verboten sowie die Aufbewahrung unter aeroben und trockenen Verhältnissen empfahlen. Er erfand auch einen elastischen Schlauch, der die suffiziente Ernährung der dysphagischen Patienten garantieren und eine Aspiration verhindern sollte. Dies ist wohl die erste Dokumentation einer erfolgreichen Magensondenapplikation. Bereits in seiner zweiten Wurstgiftmonographie (1822) diskutierte Kerner, mittlerweile als „Wurstkerner" berühmt, die innovative Möglichkeit eines therapeutischen Einsatzes dieses Toxins bei verschiedenen Bewegungsstörungen, dabei favorisierte er die Erkrankung des Veitstanzes (Grüsser 1986).

Es mussten aber noch einmal über siebzig Jahre vergehen, bis Emile Pierre van Ermengem (Van Ermengem 1897), ein Schüler Robert Kochs, einen Zusammenhang zwischen dem Botulismus und einem toxinbildenden Bakterium herstellen konnte, welches er sowohl in verdorbenen Nahrungsmitteln als auch im Mageninhalt erkrankter Patienten fand. Weitere Erkenntnisse zur Erkrankung konnten 1910 durch die Auffindung eines zweiten BT-Serotypen durch Leuchs (Leuchs 1910) gewonnen werden.

In den folgenden Jahrzehnten wurde die Erforschung der Molekülstruktur des BT vorangetrieben. Dabei wurde deutlich, dass dieses Toxin das potenteste aller bisher bekannten natürlichen Gifte darstellte. Dieses Ergebnis weckte schnell das Interesse der Kriegsindustrie, die die Forschung weiter förderte (Stell and Moore 1995), um diesen Wirkstoff als biologischen Kampfstoff im zweiten Weltkrieg zu nutzen. Zu dieser Zeit wurden bereits fünf Serotypen, BT A-E, unterschieden.

Mitte der 50er Jahre spekulierte Brooks erstmals über einen möglichen Einsatz von BT zur Tonusreduktion hyperaktiver Muskeln (Schantz and Johnson 1992), aber erst in den 70er Jahren des 20. Jahrhunderts, also 150 Jahre nach dem Denkansatz Kerners, verwirklichte der Ophthalmologe Alan B. Scott erstmals die therapeutische Idee (Scott et al. 1973). Nach umfangreichen Tierexperimenten behandelte er 1977 den ersten Strabismus-Patienten mit BT, welches eine chirurgische Intervention ersetzen sollte (Scott 1980). Auch wenn sich die BT-Therapie von Strabismus nicht langfristig bewährte, fanden sich nach Geburt der BT-Therapie schnell zahlreiche Ideen für andere Einsatzmöglichkeiten. Erste Versuche von Behandlungen des Spasmus hemifacialis und des Blepharospasmus (Frueh et al. 1984) zeigten vielversprechende Ergebnisse, so dass die Behandlung auf sämtliche fokale Dystonien erweitert wurde (Jankovic and Hallet 1994).

Inzwischen umfassen die Anwendungsgebiete zahlreiche medizinische Disziplinen wie die Neurologie, Ophthalmologie, Pädiatrie, Urologie, Dermatologie, Gastroenterologie und Chirurgie. Sie werden in Kapitel 1.1.5 näher erläutert. Der Umsatz an Botulinum Toxin A (BT-A) erreicht z. Zt. weltweit einen Wert von ca. 800 Millionen Euro pro Jahr für die Indikationen Dystonie, Spastik, infantile Cerebralparese, Hyperhidrose und kosmetische Faltentherapie.

1.1.2 Molekülstruktur

Gegenwärtig sind sieben Subtypen des BT (BT-A bis BT-G) bekannt. Sie werden von verschiedenen Clostridien gebildet, wobei ein Clostridiumstamm mehrere BT-Subtypen bilden kann. Ein weiteres Clostridienprodukt, das Tetanustoxin, wird von *Clostridium tetani* gebildet. Alle acht Toxine weisen zahlreiche gleichartige Strukturelemente auf, allerdings unterscheiden sie sich in ihrem Wirkungsmechanismus (BT vs Tetanustoxin) bzw. in ihrer Spezifität, bestimmte Zielproteine zu spalten (BT-Subtypen). Das Botulinumneurotoxin (BNT) ist in einen Komplex (je nach Subtyp 300 - 900 kDa) aus Hämagglutininen und nicht-hämagglutinierenden, nicht-toxischen Proteinen eingebettet. Alle Clostridientoxine (CNT) werden zunächst als Einzelstrang-Polypeptide von ca. 150 kDa synthetisiert, die zur weiteren Modifizierung mittels limitierter Proteolyse an spezifischen Stellen der Kette gespalten werden müssen. Zur Bildung des zweikettigen BT-Moleküls (150 kDa) werden die leichte Kette (LK; 50 kDa) und die schwere Kette (SK; 100 kDa) über eine Disulfidbrücke und über hydrophobe Wechselwirkungen miteinander verbunden. Dissoziieren diese Ketten, bevor sie das Zytosol der Zielzelle erreicht haben, wird die Toxizität aufgehoben, da entweder die Passage der Zellmembran oder die toxische Wirkungsentfaltung im Zytosol nicht möglich ist.

In der LK ist eine Zinkion (Zn^{2+}) gebunden, welches die Enzymfunktion als Zn^{2+}-abhängige Endopeptidase ermöglicht. Die SK besteht aus zwei funktionellen Domänen (je 50 kDa), der N-terminalen Hälfte (S_N) und der C-terminalen (S_C) Hälfte. Die S_N stellt die Transloktationsdomäne dar, die zur Bildung eines Ionenkanals in der Zellmembran notwendig ist. Die S_C repräsentiert eine Bindungsdomäne für Ganglioside und einen jeweils Subtypen-spezifischen Proteinrezeptor auf der präsynaptischen Membran (Chaddock and Marks 2006). Diese ermöglicht über den präsynaptischen Spalt die spezifische Bindung der BT an cholinerge gangliosidreiche Nervenzellen (Ahnert-Hilger and Bigalke 1995) und an andere autonome prä- und postganglionäre Synapsen, sowie synapsenreiche Regionen von Hippocampus und Cerebellum und auch an Renshaw-Zellen (Hagenah et al. 1977). Nach Membranbindung erfolgt über die S_C die Internalisierung des CNT-Moleküls in die Zelle (Chaddock and Marks 2006). 1998 konnte von Lacy et al. die Tertiärstruktur des BT-A dargestellt werden (siehe Abbildung 1). Das inzwischen ebenfalls in seiner Tertiärstruktur bekannte BT-B unterscheidet sich nur geringfügig von dem des BT-A (Chaddock and Marks 2006).

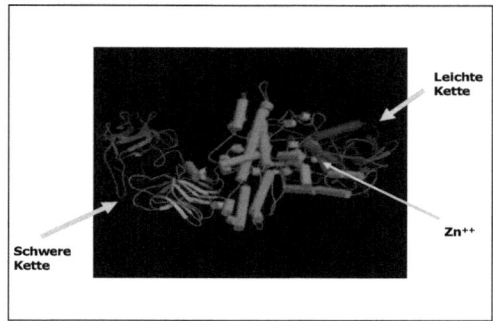

Abbildung 1: Tertiärstruktur des BT-A-Moleküls; S_C: rot-orange-gelb; S_n: grün; LK: hellblau-dunkelblau; Zinkion: violett (modifiziert nach Lacy et al. 1998)

1.1.3 Pathomechanismus

Der Pathomechanismus ist im Prinzip bei allen BNT der gleiche und seit über 50 Jahren bekannt (Burgens 1949). Die orale Aufnahme von BT oder die BT-Injektion hemmt irreversibel die Ausschüttung des Transmitters Acetylcholin an der Synapse einer cholinergen Nervenzelle oder der motorischen Endplatte einer Muskelfaser. Dies bewirkt eine partielle temporäre chemische Denervierung. Alle cholinergen Signalwege sind von der Wirkung betroffen. Sie beinhalten die Schwächung der Muskelaktivität, die Schweißreduktion über sympathisch cholinerg innervierte Schweißdrüsen und das gesamte vegetative autonome System des Parasympathicus.

Der Wirkmechanismus des BNT besteht aus drei Hauptschritten:

1. Bindung an die Zielzelle und Internalisierung via Endozytose,
2. Translokation in das Zytosol der Zelle und
3. Enzymatische Spaltung der zytosolischen Zielproteine.

Alle BT sind intrazellulär wirkende Gifte. Die Zellmembran stellt für sie eine Barriere dar. Nach der BT-Aufnahme und Diffusion ins Zielgewebe bindet zunächst die SK (pharmakokinetische Komponente) an spezifische extrazelluläre präsynaptische Rezeptoren (Ganglioside und einen weiteren Proteinrezeptor, u.a. synaptisches Vesikelprotein 2c bei BT-A und Synaptotagmin I/II bei BT-B/G) der cholinergen Nervenzellendigung (Pellizzari et al. 1999, Dong et al. 2006, Mahrhold et al. 2006). Dieser Vorgang ermöglicht die Internalisierung und Endozytose des BT. Im Endozytosevesikel erfolgt aufgrund des niedrigen pH-Wertes eine Strukturänderung des Toxins, in deren Folge die S_N die Bildung eines Membrankanals in das Endosom induziert. Dadurch gelingt der LK die Membranpassage durch die endosomale Membran in das Zytosol der Zelle (Translokation) (Koriazova and Montal 2003, Swaminathan et al. 2004). Dort kann die LK ihre Wirkung als Zn^{2+}-abhängige Endopeptidase (Schiavo et al. 1992a) entfalten (pharmakodynamische Komponente) und führt zur selektiven Proteolyse eines der sogenannten SNARE (soluble NSF (N-ethylmaleimide-sensitive fusion) attachment protein receptor) Proteine (Bigalke and Shoer 2000).

Der SNARE-Komplex (Vesikel-Fusions-Komplex) dient dem Transport der acetylcholinhaltigen synaptischen Vesikel zum synaptischen Spalt, um dort die Fusion mit der Zellmembran einzuleiten. Durch einen Exozytoseprozeß kann daraufhin die Transmitterausschüttung in den synaptischen Spalt erfolgen und die Reizübertragung an der motorischen Endplatte auf den Muskeln oder an Synapsen des vegetativen Nervensystems auf die Zielzelle stattfinden. Der SNARE-Komplex besteht aus den drei Proteinen Synaptobrevin II, auch bekannt als VAMP (vesicle associated membrane protein), Syntaxin und SNAP-25 (soluble NSF attachment protein 25). Die verschiedenen BT Subtypen spalten spezifisch eines der drei Proteine an einer für die BNT-spezifischen Stelle der Proteinkette. So spalten BT-A, BT-C und BT-E das SNAP-25 (Blasi et al. 1993). Synaptobrevin wird spezifisch von BT-B,

BT-D, BT-F und BT-G gespalten (Schiavo et al.1992b). Nur BT-C kann neben dem SNAP-25 auch das Syntaxin spalten (Rosales et al. 2006). Nach Spaltung eines dieser Proteine wird die Ca^{2+} getriggerte Transmitterausschüttung durch Acetylcholinvesikelfusion mit der Plasmamembran unterbrochen (Schiavo et al. 1992b).

Im zeitlichen Abstand zur BT-Applikation findet eine Regeneration der Synapsenfunktion statt. Dieser Vorgang kann in zwei Phasen unterteilt werden. In der Frühphase, nach einer Latenz von ca. sieben Tagen, erfolgt die Reinnervation über ein sogenanntes axonales Sprouting, darunter wird die kollaterale Aussprossung von Axonen verstanden. Die späte Regenerationsphase ist durch das Schrumpfen der Sprouts und eine erneute Funktionsaufnahme der ursprünglichen Synapse durch nukleäre Resynthese des spezifischen SNARE-Proteins mit assoziiertem axonalen Transport charakterisiert (De Paiva et al. 1999).

In der klinischen Anwendung sind diese Phasen von einem Nachlassen der BT-Wirkung (Kompensation von Parese und Atrophie) und einer erneuten vollständigen Ausbildung von Krankheitssymptomen, die aus cholinergen Überfunktionen resultieren (s.u.), geprägt. Trotz initialer irreversibler Transmitterblockade wird nach beendeter Reinnervation eine vollständige Rekonstitution des Primärzustandes, d.h. eine vollständige Funktionswiederherstellung, erreicht (Borodic et al. 1994). Dieser Zeitraum ist vom Krankheitsbild der cholinergen Überfunktion, der Dosierung und dem verwendeten BT-Präparat abhängig und umfaßt einen Zeitraum von ca. zwei bis sechs Monaten.

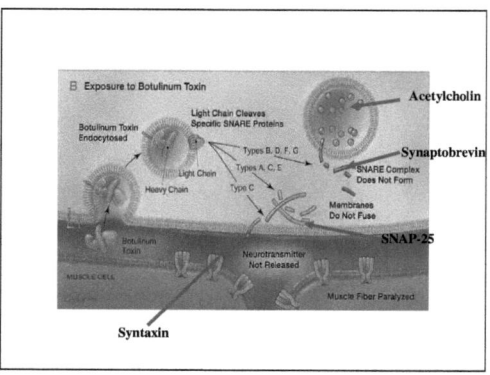

Abbildung 2: Schematische Darstellung der Pathomechanismen der verschiedenen BT-Subtypen (modifiziert nach Arnon et al. 2001)

1.1.4 Präparate

Seit Beginn der BT-Therapie sind vier verschiedene BT-Präparate auf dem Markt erhältlich. Die Präparate Botox®, Dysport® und das seit Mitte 2005 zugelassene Xeomin® enthalten BT-A. Konversionsfaktoren für Botox® und Dysport® werden mit 1 : 3 - 6 angegeben (Krack et al. 1998). Mit Myobloc™ (USA) und dem äquivalenten europäischen Neurobloc® steht bisher ein BT-B Präparat zur Verfügung.

Es bestehen Bestrebungen, weitere BT-Subtypen für die BT-Therapie bereitzustellen, um über eine therapeutische Alternative bei Antikörper-induziertem Therapieversagen (AKTV) (Dressler and Benecke 2002) zu verfügen, da bisher keine Kreuzimmunitäten zwischen den verschiedenen BT-Subtypen nachgewiesen wurden. Studien mit BT-F (Chen et al. 1998, Houser et al. 1998, Greene and Fahn 1996) zeigten, dass bei bekanntem AKTV gegenüber BT-A (AKTV-A) nach BT-F-Applikation wieder ein gutes BT-Therapieresultat erzielt werden konnte. Es ist allerdings bisher nicht erwiesen, ob dies eine langfristige Therapieoption darstellt, da neben Problemen mit der Dosierung auch innerhalb kurzer Zeiträume (ca. ein Jahr) vermehrt komplette Therapieversager der BT-F Therapie auftraten. Eine nahe liegende Erklärung wäre eine höhere Immunogenität von BT-F, was jedoch noch nicht bewiesen ist.

Des Weiteren wird derzeit versucht, hochgereinigte Präparate herzustellen, die durch das Fehlen von weiteren Fremdeiweißen die Immunogenität verringern sollen. Mit Xeomin® ist das erste Produkt dieser neuen Präparate-Generation auf den Markt gekommen. In tierexperimentellen Studien konnte bisher keine Bildung von neutralisierenden Antikörpern (AK) nachgewiesen werden, klinische Langzeit-Immunogenitätsstudien stehen noch aus.

1.1.4.1 Botox®

Bereits 1984 konnte nach Scotts Ergebnissen (Scott et al. 1973, Scott 1980) eine Teilzulassung für BT unter dem Namen Oculinum® in den USA erreicht werden. 1989 erfolgte nach Abschluß von kontrollierten Studien mit dem BT-Präparat Botox® (Allergan, Irvine, USA) die Vollzulassung für die Indikationen Strabismus, Blepharospasmus und Spasmus hemifacialis (Jankovic and Brin 1991). Das Präparat fand schnell eine weltweite Anwendung, so dass mittlerweile für 23 Länder eine Zulassung vorliegt, und es in vielen anderen Ländern mit einer Sondergenehmigung verwendet wird.

Botox® ist ein hochgereinigter vakuumgetrockneter steriler Neurotoxin-Komplex bestehend aus dem zweikettigen Protein BT-A (150 kDa), sowie nicht-toxischen aber antigen wirksamen Proteinen (750kDa) (Sakaguchi et al. 1988) und Stabilisatoren, wie Humanalbuminen und Lactose. Eine Ampulle enthält 100 Units (bis 1998: 25 ng BNT (Schantz and Johnson 1990); ab 1998: 5ng BNT (Aoki 2001a)) des Clostridium botulinum A Neurotoxin-Komplex, 0,5 mg Humanalbumin und 0,9 mg Stabilisatoren. Die in Units (U) angegebene biologische Aktivität von BT wird im Maus-Letalitätstest (MLT) ermittelt. Eine U ist definiert als die Dosis mit einer halbmaximalen Sterberate (LD_{50}) von Mäusen im MLT. Diese BT-A-Units sind allerdings nicht mit anderen BT-Präparaten vergleichbar, da der MLT von Hersteller zu Hersteller differiert. Die spezifische Aktivität beträgt annähernd 20 U/ng Neurotoxin-Komplex.

Die Rekonstitution von Botox® erfolgt mit 0,9 %iger NaCl-Lösung. Die Konzentrationen werden über die Verdünnung variiert. Üblicherweise werden Dosen von 1,25 - 10 U/0,1 ml verwendet. Da das Präparat keine Konservierungsstoffe enthält, ist es nach Rekonstitution innerhalb von vier Stunden zu verbrauchen. Während dieser Zeit sollte es im Kühlschrank (+2° bis +8°) aufbewahrt werden.

Die Injektion kann sowohl intramuskulär (bei sämtlichen neurologischen Erkrankungen) als auch intradermal (Therapie der primär axillären Hyperhidrose) erfolgen (Gebrauchsanweisung Botox®). Nach Injektion sind bisher wenige allergische Reaktionen, die vor allem gegen die Stabilisatoren und das nichttoxische Proteingemisch gerichtet sind, beobachtet worden. Weitere Nebenwirkungen sind im Kapitel 1.1.7 aufgeführt. Der Wirkungseintritt von Botox® wird ca. 4 - 5 Tage post injectionem beobachtet. Das Wirkungsmaximum ist nach ca. einer Woche erreicht und die Wirkungsdauer beträgt ca. drei Monate. Sämtliche Anwendungsgebiete von Botox® und anderer BT-Präparate sind in Kapitel 1.1.6 dargestellt.

Ein neues Protein-reduziertes Botox®-Präparat (altes Botox® 25 ng/100 U; neues Botox® 5ng/100 U) (Aoki 2001b) wurde 1999 in Europa eingeführt mit der Intention, eine Reduktion der AK-Bildung zu erreichen. Eine prospektive Studie konnte dies bestätigen (Jankovic et al. 2003), ganz ausgeschlossen war das AKTV damit jedoch noch nicht (Dressler 2004a). In Deutschland liegt die Zulassung von Botox® für die Therapie des Strabismus, Blepharospasmus, cervicale Dystonie (CD), primäre axilläre Hyperhidrose sowie von Botox® Cosmetic zur kosmetischen Behandlung von Stirnfalten vor.

1.1.4.2 Dysport®

Zwei Jahre nach der Erstzulassung von Botox® erfolgte in Großbritannien die Zulassung des europäischen BT-Präparates unter dem Namen Dysport® (Ipsen Pharmaceuticals, Berkshire, UK).

Dysport® besteht aus einem gefriergetrockneten Proteingemisch, welches den BT-A Toxin-Hämagglutinin-Komplex sowie Humanalbumin (125 µg) und Lactose-Monohydrat 2,5 mg enthält. Eine Ampulle enthält 500 U (100 U = 2,5 ng BNT (Schantz and Johnson 1990)) des BT-A. Die Rekonstitution erfolgt mit 0,9 %-iger NaCl-Lösung. Im Anschluss sollte das Präparat im Kühlschrank (+2°C bis +8°C) nicht länger als acht Stunden aufbewahrt werden, da keine Konservierungsstoffe enthalten sind.

Die Injektion erfolgt sowohl intramuskulär als auch intradermal. Die letale intramuskuläre Dosis wurde in Tierversuchen ermittelt. Auf den Menschen umgerechnet liegt sie bei ca. 2.000 ng, dies entspricht 40.000 - 80.000 U. Bei einer maximalen Dosierung von 1.000 - 1.500 U, z.B. bei Spastik-Patienten ist die Dysport®-Anwendung unbedenklich. Wirkungsbeginn, Wirkungsmaximum und Wirkungsdauer sind denen von Botox® vergleichbar. Anwendungsmöglichkeiten sowie Nebenwirkungen siehe Kapitel 1.1.6 und 1.1.7. Für folgende Indikationen ist Dysport® in Deutschland zugelassen: Torticollis spasmodicus, Blepharospasmus, Spasmus hemifacialis und fokale Spasmen bei infantiler Cerebralparese.

1.1.4.3 Neurobloc®/Myobloc™

Neurobloc® (Europa) bzw. Myobloc™ (USA) sind die ersten Präparate, die hochgereinigtes Botulinum Toxin B in einem säurestabilen Neurotoxin-Komplex mit hämagglutinierenden und nichthämagglutinierenden Proteinen sowie Stabilisatoren enthalten. Die Zulassung erfolgte für Myobloc™ Ende des Jahres 2000 in den USA und für Neurobloc® Anfang 2001 in Europa. In einer Ampulle sind 5.000 U/ml BT-B sowie 0,05 % Humanalbumin, 0,01 M Natriumsuccinat und 0,01 M NaCl bei einem pH von 5,6 enthalten. Drei verschiedene Darreichungsformen von 0,5 ml (2.500 U), 1 ml (5.000 U) und 2 ml (10.000 U) sind im Handel. Die spezifische Aktivität liegt zwischen 70 - 130 U/ng. Die BT-B-Präparate liegen in einer gebrauchsfertigen Lösung vor. Deren Lagerung erfolgt bei einer Kühlschranktemperatur von +2°C bis +8°C. Die übliche Dosierung liegt bei 10.000 U.

Bisher sind die BT-B-Präparate nur für cervicale Dystonien zugelassen. Sie bieten vor allen Dingen bei AKTV mit BT-A eine Therapiealternative, allerdings wurden zum Teil schwere systemische anticholinerge Nebenwirkungen und ein erhöhtes Potential zur AK-Bildung ebenfalls gegen BT-B beobachtet (Dressler and Benecke 2001, Dressler and Benecke 2002, Dressler and Benecke 2003).

1.1.4.4 Xeomin®

Im Mai 2005 wurde mit Xeomin® (Merz, Frankfurt, Deutschland) das erste BT-A in reinster Form nach Entfernung von Komplexeiweißen zugelassen. Das Präparat enthält eine höhere spezifische Aktivität, da nicht mehr der gesamte Wirkstoffkomplex, sondern nur noch das biologische aktive Neurotoxin enthalten ist. Dies verspricht ein geringes AK-Bildungspotiential und somit eine langfristige Anwendbarkeit aufgrund der geringen Proteinbelastung.

Eine Ampulle enthält das BNT-A (150 kD) mit 100 U und ist frei von Komplexproteinen. Weitere Bestandteile sind Humanalbumin (20 %) und Sucrose. Die Rekonstitution erfolgt mit 0,9 %-iger NaCl-Lösung. Die Aufbewahrungszeit dieser Verdünnung konnte bei Kühlschranktemperatur (+2°C - +8°C) auf 24 Stunden verlängert werden. Die Lagerungsdauer der Trockensubstanz hat sich im Vergleich zu den anderen Präparaten von einem Jahr auf drei Jahre verlängert.

Es werden Verdünnungen von 0,5 ml (20 U/0,1 ml) bis 8 ml (1,25 U/0,1 ml) verwendet. Die durchschnittliche Dosierung beträgt bei Torticollis-Patienten 200 U. In Deutschland liegt bisher eine Zulassung für den Blepharospasmus und den Torticollis spasmodicus vor.

1.1.5 Botulinumtoxin-Therapie

Vor dem Beginn einer jeden BT-Therapie steht immer eine genaue Diagnose- und Indikationsstellung. Der Patient muss neben den Wirkungen und Nebenwirkungen der Therapie auch über die begrenzte Wirkungsdauer aufgeklärt werden, welche periodische BT-Injektionen notwendig machen. Die BT-Therapie kann nicht als kurativer Therapieansatz gewertet werden, sondern stellt eine symptomatische Therapieform dar. Die daraus resultierende Langzeitanwendung konnte als wirksam und sicher nachgewiesen werden. (Naumann et al. 2006, Love et al. 2007). Deshalb ist die BT-Therapie an eine dauerhafte vertrauensvolle Zusammenarbeit von Arzt und Patient gebunden.

Eine BT-Therapie darf nur von qualifizierten Ärzten mit nachgewiesener Fachkenntnis in der Behandlung mit BT sowie im Umgang mit erforderlichen Ausstattungen, wie Elektromyographie (EMG) vorgenommen werden. Fundierte anatomische Kenntnisse über die zu injizierenden Muskeln sind selbstverständliche Voraussetzungen. Die Injektion muß streng intramuskulär bzw. intradermal erfolgen, um die Nebenwirkungsrate zu minimieren. Um das Injektionsvolumen pro Muskel nicht zu übersteigen, sind vor der Injektion die Verdünnungen entsprechend zu adaptieren. Bei großen Muskeln sind mehrere Injektionen in denselben Muskel vorzunehmen, um eine bessere Verteilung des BT zur Mehrzahl der motorischen Endplatten zu garantieren.

Zu Beginn der Therapie sollte mit einer niedrigen Dosierung begonnen werden. Je nach Therapieergebnis kann dann eine Dosiserhöhung bei der nächsten Injektion vorgenommen werden. Zur genauen Reproduzierbarkeit ist die Dokumentation mit einem Injektionsprotokoll unter Angabe der injizierten Muskeln, der angewendeten Dosierung und des Therapieergebnisses unter Zuhilfenahme von krankheitsspezifischen Bewertungsskalen zu empfehlen.

Die BT-Wirkung setzt ca. vier bis fünf Tage nach erfolgter Injektion ein, und hält ca. drei bis vier Monate an. Der Zeitraum bis zur nächsten Injektion wird als Interinjektionsintervall bezeichnet und sollte nicht die Zeit von drei Monaten unterschreiten. Nebenwirkungen und Therapieergebnisse werden dokumentiert. Die Gesamtdosis aller Injektionen innerhalb einer BT-Therapie wird als Kumulativdosis bezeichnet. Aufgrund der langen Injektionsintervalle und der zum Teil schwierigen Objektivierbarkeit sind die Angaben zu Nebenwirkungen und Therapieerfolg häufig an die vom Patienten vorgenommene Beurteilung gebunden.

1.1.6 Anwendungsgebiete

Mit der Erforschung des Wirkmechanismuses von BT, der reversiblen chemischen Denervierung, konnten zunächst sämtliche Krankheitsbilder, die mit einer erhöhten Acetylcholinausschüttung (hypertone Bewegungsstörungen, glanduläre Hyperfunktionen) verbunden waren, als Anwendungsgebiete in Betracht gezogen werden. Die ersten Follow-up-Studien in der Zeit von 1981-1988 und darunter vor allem die ersten placebokontrollierten doppelblinden Studien von Tsui et al. (1986) bei Tortikollis, von Jankovic und Orman (1987) bei fokaler Dystonie und von Brin et al. (1988) bei Spasmus hemifacialis und spasmodischer Dysphonie konnten die Effektivität der BT-Therapie belegen.

Zu den klassischen Indikationen zählen heute die CD, der Blepharospasmus und der Spasmus hemifacialis. In den letzten 15 Jahren folgten über weitere 50 Indikationen nicht nur für Erkrankungen in der Neurologie sondern auch in der Ophthalmologie, Inneren Medizin, Pädiatrie, Urologie, Chirurgie und Dermatologie (Dressler 2000a, Homann et al. 2002, Charles 2004). Bei vielen Krankheitsbildern hat sich die BT-Therapie als Therapie der ersten Wahl durchsetzen können und bedeutet für viele Patienten eine deutliche Verbesserung der Lebensqualität. Ein großes Indikationsspektrum findet sich auch in der Therapie von glandulären Hyperaktivitäten (Cordivari et al. 2004). Tabelle 1 gibt einen Überblick über die wichtigsten Indikationsgebiete. Die Welterstzulassung für Botox® für die Indikation Spastizität erfolgte 2001 in der Schweiz.

Weitere Anwendungsgebiete kamen eher zufällig hinzu. So wurde z. B. im Rahmen der Blepharospamus-Therapie eine Stirnfaltenreduktion beobachtet, womit die kosmetische Anwendung des BNTs eingeleitet wurde. Diese zählt mittlerweile zum größten Absatzmarkt der BT-Therapie (Scott 2004). Im weiteren Verlauf traten bei der Gesichtsfaltenbehandlung mit BNT verminderte Migräneattacken auf, was die Erforschung einer weiteren Anwendungsmöglichkeit zur Folge hatte (Binder et al. 2000). Ein relativ neues Indikationsgebiet stellt die Schmerztherapie von Muskelschmerzen dar (Benecke et al. 2003) dar. Ob dem Effekt der Schmerzreduktion eine sekundäre Reaktion auf die Muskelrelaxation oder eine direkte analgetischen Wirkung zu Grunde liegt, konnte noch nicht sicher geklärt werden.

Schließlich wird dem BT ein antiinflammatorischen Effekt zugeschrieben (Borodic et al. 2001). Auch dadurch könnten sich neue Indikationen ergeben. Das Indikationsspektrum der BT-Therapie befindet sich dementsprechend noch im Stadium der Erweiterung. Viele Anwendungsbereiche werden derweil noch erforscht, so dass auch in den nächsten Jahren weitere Zulassungen zu erwarten sind.

Tabelle 1: Klinische Anwendungsgebiete von BT, modifiziert nach Homann et al. (2002) und Charles (2004)

Okulomotorische Bewegungsstörungen	a. b. c.	Strabismus Blepharospasmus Nystagmus
Nichtdystone unwillkürliche Bewegungsstörungen	a. b. c. d. e. f.	Spasmus hemifacialis Tremor Tics Myokymie Myoklonien Kongenitale Muskelkrämpfe
Cervicale Dystonie		z. B. Torticollis spasmodicus, Retrocollis
Andere fokale Dystonien	a. b. c.	Extremitätendystonien (z.B. Schreibkrampf) Laryngeale Dystonie (spasmodische Dysphonie, Stottern) Temporomandibuläre Dystonie
Spastische Bewegungsstörungen	a. b. c. d.	ZNS-Trauma Schlaganfall Multiple Sklerose Zerebralparese
Hydrationsstörungen	a. b. c. d.	Primäre axilläre Hyperhydrose Frey´s Syndrom Krokodilstränen Sialorrhoe
Hyperaktivität der glatten Muskulatur	a. b. c.	Detrusor-Sphincter-Dyssynergie Achalasie Chronische Analfissur
Chronische Kopfschmerzen	a. b.	Migräne Spannungskopfschmerz
Muskuloskeletale Schmerzen	a. b. c.	Chronische Rückenschmerzen Myofasciale Schmerzen und Spasmen Cervicogene Kopfschmerzen
Kosmetische Anwendung		z. B. Faltenreduktion

1.1.7 Unerwünschte Nebenwirkungen

Eine BT-Therapie ist bei Überempfindlichkeit gegenüber dem BNT oder den weiteren Präparate-Bestandteilen sowie bei systemischen Muskelerkrankungen mit verminderter Muskelfunktion (Myasthenia gravis, Lambert-Eaton-Syndrom, Myopathien, Amyotrophe Lateralsklerose) kontraindiziert. Von einer Behandlung während der Schwangerschaft oder Stillzeit wird aufgrund mangelnder Erforschung abgeraten.

Häufige Nebenwirkungen beruhen auf der anticholinergen Wirkung des BT (paretisch, sympathisch). Sie treten in der Regel eine Woche post injectionem auf und sind nach wenigen Tagen bis Wochen reversibel. Zu den häufigsten Nebenwirkungen zählen Mundtrockenheit, Muskelschwäche bis -parese, Dysphagie, Dysphonie, Dyspnoe, Ptosis, Augentrockenheit, Akkomodationsstörungen sowie ein erhöhtes Risiko für einen akuten Glaukomanfall. Diese BT-spezifischen Nebenwirkungen variieren bei den unterschiedlichen Subtypen (BT-B > BT-

A) (Dressler 2002a; Dressler and Benecke 2002) und sind abhängig vom Zielmuskel (cervical > Extremitäten), dem Injektionsvolumen und der zu injizierenden Muskelmasse (geringe > große). Sie nehmen proportional zur Dosis zu.

Im Allgemeinen sind Nebenwirkungen lokal auf die Injektionsseite begrenzt und erscheinen seltener systemisch. Dies ist mit der geringen Dosierung, der hohen lokalen Wirksamkeit des BT sowie der geringen Ausbreitung (Diffusion und/oder systemischer Transport) zu erklären (Aoki 2003). Gründe für vermeidbare Nebenwirkungen sind falsch plazierte Injektionen, die häufig bei unerfahrenen Therapeuten zu beobachten sind, und die Wahl der falschen Dosierung. Die Dosen, die zur Therapie verwendet werden, liegen weit unter der letalen Dosis von 100-1.000 ng, so dass die richtig angewandte BT-Therapie eine sichere, ungefährliche und effektive Therapie darstellt.

Als allgemeine Nebenwirkungen sind lokale Schmerzen, Grippe-ähnliche Symptome sowie Infektionen im Bereich der Injektionsstelle zu nennen (Cote et al. 2005). Zu den systemischen Nebenwirkungen zählen allergische Reaktionen bis zum anaphylaktischen Schock

Eine gefürchtete und häufig zu beobachtende Nebenwirkung ist die Immunogenität von BT und das Potential der AK-Bildung. Diese kann zum sekundären AKTV und somit zum Ende der BT-Therapie führen. In Kapitel 1.2.4 wird näher auf diese Problematik eingegangen.

1.2 Botulinumtoxin-Antikörper

AK gegen BT werden zurzeit sehr intensiv hinsichtlich ihrer Struktur, ihres Bindungsverhaltens und ihrer Potenz zur BT-Neutralisierung erforscht. Die Intention besteht jedoch bisher weniger in der Untersuchung eines AKTV als in der Etablierung von Impfstoffen und Therapeutika gegen Botulismus. Leider muss die Gefahr einer bioterroristischen Verwendung bzw. des Einsatzes von BT als Biowaffe bedacht werden. Präventions- bzw. Interventionsmöglichkeiten sind daher unumgänglich (Nowakowski et al. 2002).

Deshalb besteht das Bestreben darin, in der labortechnischen Herstellung potente rekombinante monoklonale AK (mAK) in großen Mengen schnell und einfach bereitzustellen. Die Verwendung von mAK bzw. oligoklonalen AK im Gegensatz zu polyklonalen humanen oder Pferde-Antitoxinen zeichnet sich durch eine wesentlich geringere Zahl an Nebenwirkungen (Serumkrankheit, Übertragung von Infektionskrankheiten) sowie durch eine

Unabhängigkeit von der Plasmapharese-Anwendung bei Blutspendern zur Gewinnung von polyklonalen AK aus (Marks et al. 2004, Smith et al. 2005).

1.2.1 Botulinumtoxin-A-Antikörper: Mechanismen der Toxinneutralisierung

Das BT ist ein Komplex aus dem toxischen BNT-Protein sowie aus zahlreichen nichttoxischen Proteinen. Jedes dieser Proteine hat eine immunogene Potenz, die das Immunsystem des Empfängerorganismus aktivieren kann. Es wurde nachgewiesen, dass sowohl die S_N- als auch die S_C-Subdomäne von B- und T-Lymphozyten erkannt werden und diese stimulieren können (Atassi and Oshima 1999, Atassi and Dolimbek 2004, Dolimbek 2005 et al.). Demzufolge können auch therapeutisch angewendete BT-Dosierungen zu einer Immunsierung und daraus resultierender AKTV führen (Atassi et al. 2005).

Die BT-AK, die BT blockieren, werden als neutralisierende BT-AK bezeichnet, solche die nur an den nichttoxischen Komplex binden bzw. eine geringe Affinität haben und keinen BT-Wirkungsverlust hervorrufen, werden nicht-neutralisierende BT-AK genannt (Göschel et al. 1997, Amersdorfer et al. 2002).

Prinzipiell können AK alle drei Schritte des Pathomechanismus von BT hemmen. S_C-AK können die Bindung an die Zelle und die Internalisierung blockieren. Mit S_N-AK kann die Translokation und mit LK-AK die enzymatische Aktivität neutralisiert werden. Neben der Bindungsstelle des AK und der Höhe des Titers sind der Isotyp und die Affinität des AK von großer Bedeutung (Atassi and Dolimbek 2004).

In Studien konnte nachgewiesen werden, dass die Blockierung der Translokation (SK) die potenteste Wirkung in der Protektion von BT darstellt (Amersdorfer et al. 1997, Novakowski et al. 2002, Marks et al. 2004, Tavallaie et al. 2004). Dennoch waren mAK gegen die S_C oder S_N-Subdomäne oder gegen die LK-Domäne allein nicht in der Lage, BT zu neutralisieren, bzw. Anti-S_C-AK zeigten nur in sehr hohen Dosen eine neutralisierende Wirkung (Amersdorfer et al. 1997). Allerdings konnte durch Kombinationen dieser beiden mAK ein höherer Blockierungseffekt erreicht werden. Trotzdem zeigte die Kombination von Anti-S_C-AK und Anti-S_N-AK einen geringeren Neutralisierungseffekt als er unter der Verwendung der kompletten Anti-SK erzielt werden konnte (Amersdorfer et al. 1997). Übereinstimmend führte die Immunisierung mit der SK-Domäne zur höchsten Induktionsrate von AK (Tavallaie et al. 2004). Die höchste Neutralisierungsrate mit mAK war bei Kombination von drei mAK (oligoklonale AK) zu erreichen (Nowakowski et al. 2002, Marks et al. 2004), die eine sehr hohe Bindungsaffinität zu den Epitopen des BT aufwiesen und eine etwa 100-mal größere Potenz als polyklonales Humanimmunglobulin besaßen.

In weiteren Studien wurden nach Immunisierung mit BT zahlreiche LK-AK im Serum nachgewiesen. Jedoch erreichten sie bei alleiniger Verwendung keine Neutralisierung, da ohne die künstliche Herstellung von Membranporen kein Eindringen in das Zytosol, den Zielort ihrer Wirkungsentfaltung, möglich war (Bartels et al.1993). Schon 1981 erkannten Schmitt et al., dass nachdem BNT über Endozytose in das Zytosol gelangt ist, keine Neutralisierung durch BT-AK eintritt. Werden dagegen die Anti-LK-AK, die gegen die Zinkbindungsstelle gerichtet sind, in das Zytosol überführt, ist ein Neutralisierungseffekt von bereits internalisiertem BT nachweisbar (Bartels et al. 1993).

Eine Arbeitsgruppe aus Taiwan berichtete über mAK sowohl gegen die Translokations- als auch gegen die katalytische Domäne, die unabhängig voneinander eine BT-protektive Wirkung entfalteten (Wu et al. 2001). Auch Smith et al. (2005) konnten diese Beobachtung bestätigen. Der Neutralisierungsmechansimus dieser mAK ist unbekannt. Als Möglichkeit wird die erhöhte Clearance des BNT nach Bindung multipler AK angegeben.

Im Serum einer Patientin mit immunresistenter CD wurden von Spanoyannis et al. (1998) AK gegen die S_N und S_C Subdomäne gefunden. (zitiert in Atassi and Dolimbek 2004).

BT-AK bei Respondern können unter anderem durch ein Switch-Phänomen der Immunglobulinklassen von IgM (nicht protektiv) zu IgG (protektiv) zu einem späteren AKTV führen (Atassi et al. 2005). Dies ist eine mögliche Erklärung dafür, dass Patienten mit niedrigen AK-Titern noch auf die Therapie ansprechen, aber im weiteren Verlauf manchmal sehr plötzlich nach einem Interinjektionsintervall ein sekundäres Therapieversagen (sTV) auftritt.

Zusammenfassend wird davon ausgegangen, dass vor allem die SK-Blockierung, also die Verhinderung der Bindung an die Synapsenmembran (Ganglioside, Proteine) der protektivste Wirkungsmechanismus von BT-AK ist (Amersdorfer et al. 1997, Atassi et Oshima 1999, Atassi and Dolimbek 2004, Atassi et al. 2005). Ein Großteil dieser BT-AK dürfte für das AKTV verantwortlich sein. Bei Non-Respondern ohne BT-AK-Nachweis könnte die T-Zell-Stimulierung unter anderem ein Grund für das TV sein (Atassi and Oshima 1999, Atassi et al. 2005). Je detaillierter die Erforschung der Immunantwort bei Non-Respondern voranschreitet, desto eher besteht die Möglichkeit der Prävention von AKTV und der daraus folgenden therapeutischen Konsequenz für den Patienten.

1.2.2 Formen von Therapieversagen

Jedes nicht zufriedenstellende Ergebnis einer BT-Injektion auf Seiten des Patienten, des Arztes oder auf beiden Seiten kann als Therapieversagen (TV) definiert werden (Dressler 1997). Allerdings ist es wichtig, die verschiedenen Formen zu unterscheiden, um eine adäquate Fortführung der Therapie zu erreichen.

Ist nach erstmaliger BT-Injektion keine Wirkung und/oder Nebenwirkung zu beobachten, so ist von einem primären Therapieversagen (pTV) auszugehen. Dies kann mehrere Ursachen haben, zum einen eine falsche Indikationsstellung, zum anderen eine zu geringe Dosierung oder die Injektion in den falschen Zielmuskel. Hypothetisch wäre auch das Vorhandensein prädisponierender AK nicht auszuschliessen. Sie könnten Folge einer Immunisierung nach Kinder-Botulismus mit anschließender chronischer Clostridiumdarmbesiedlung, einer Impfung von Risikogruppen (militärische Einsatzgruppen, Laborpersonal) mit pentavalenten Impfstoffen oder Toxoidimpfstoffen (ABCDE) (Siegel 1988, Siegel 1989) oder einer AK-Kreuzimmunität mit Anti-Tetanus-AK bei Tetanusgeimpften aufgrund von homologen Aminosäuresequenzen des Tetanustoxins mit BT sein (Bartels et al. 1994, Dolimbek et al. 2002).

Abzugrenzen ist das pTV vom sTV. Dieses ist erst nach BT-Injektionen mit initialem Therapieerfolg und anschließender verminderter (partieller) oder ausbleibender BT-Wirkung (komplettes TV beinhaltet auch das Fehlen der Nebenwirkungen) zu beobachten. Bezogen auf die Häufigkeit sollte bei einem sTV immer an ein AKTV gedacht und dieses mit Hilfe von BT-AK-Nachweistests überprüft werden.

Allerdings ist wegen der hohen Erwartungshaltung des Patienten an die Therapie ein unbefriedigendes subjektives Ergebnis (subjektives TV) genau zu evaluieren, um eine Therapieerschöpfung oder depressive Verstimmung als Grund für sTV auszuschließen (Dressler 2003, Dressler 2004a).

Ist das TV im EMG darstellbar, wird von einem objektiven TV gesprochen (Dressler and Rothwell 2000). Bei ungenügender Wirkung oder Verkürzung der Wirkungsdauer kann zunächst die BT-Dosis erhöht werden. Es ist bisher nicht erwiesen, dass durch eine Dosiserhöhung bereits vorhandene AK-Titer weiter ansteigen (Dressler et al. 2002b).

1.2.3 Klinik des Therapieversagens

Sowohl beim pTV als auch beim kompletten sTV ist nach erfolgter BT-Injektion keine BT-Wirkung vom Patienten und behandelnden Arzt zu erkennen. Der Patient empfindet kein therapeutisches Benefit und auch Nebenwirkungen bleiben aus. Objektiv kann keine Muskelatrophie beobachtet werden und das EMG des injizierten Muskels zeigt keine Denervierungszeichen (Dressler and Rothwell 2000).

Beim partiellen TV ist die Wirkungsstärke vermindert und die Wirkungsdauer häufig verkürzt (Dressler 1997). Ein möglicher Grund dafür kann ein niedriger AK-Titer sein. Bei ca. 80 % aller AKTV-Patienten tritt zunächst ein partielles TV auf, um dann in ein komplettes TV überzugehen (Dressler 2002b). Als Behandlungsdauer bis zu einem kompletten AKTV konnte von Dressler (2002b) eine Spanne von 61 bis 1.507 Tagen beobachtet werden. In diesem Zeitraum wurden interessanterweise zwei Maxima der AKTV-Anzahl (nach 324,9 ± 148,9 Tagen sowie nach 1155,7 ± 436,8 Tagen (Mittelwerte ± SD)) gefunden. Dies zeigt, dass die Wahrscheinlichkeit ein komplettes AKTV zu entwickeln in den ersten vier Jahren nach Therapiebeginn am größten ist, mit einem erhöhten Risiko im ersten und dritten Jahr der Therapie.

1.2.4 Risikofaktoren für sekundäres Antikörper-induziertes Therapieversagen

Um ein komplettes AKTV zu vermeiden, müssen die Risikofaktoren bekannt sein. Als statistisch belegte Risikofaktoren gelten sowohl die Höhe der BT-Einzeldosis (Greene et al. 1994b, Jankovic and Schwartz 1995, Dressler and Dirnberger 2000) als auch die Länge der Interinjektionsintervalle (Zuber et al. 1993, Greene et al. 1994b, Jankovic and Schwartz 1995, Kessler et al. 1999, Dressler and Dirnberger 2000)

Mit einer höheren Dosis und einer zunehmenden Injektionsfrequenz wird das Immunsystem des Patienten einer erhöhten potentiell immunogenen BT-Protein-Menge ausgesetzt. In Einzelfällen scheinen jedoch schon geringe Einzeldosen, wie sie zur Therapie von Blepharospasmus und des Spasmus hemifacialis verwandt werden, zu einem kompletten AKTV zu führen (Dressler 2000b, Dressler 2004b). Dies lässt auf einen weiteren potentiellen Risikofaktor und zwar die genetische Prädispostion schließen (Critchfield 2002). In einer Studie von Göschel et al. (1997) entwickelten 10 % der Patienten, die mit Dosen >620 U (15,5 ng) Dysport® therapiert wurden, ein komplettes AKTV. Bei Non-Respondern unter Botox®-Therapie lag die mittlere Einzeldosis bei 192 ± 56U (48 ± 14 ng).

Eine Studie von Jankovic und Schwartz (1995) legte die Höhe der Kumulativdosis als weiteren Risikofaktor nahe, allerdings konnte dies in einer Studie von Dressler und Dirnberger (2000) nicht bestätigt werden. Da die durchschnittliche Behandlungsdauer bis zum kompletten AKTV zwischen zwei Monaten und vier Jahren liegt, scheint die Kumulativdosis keinen erheblichen Risikofaktor darzustellen.

Weitere Variablen in der BT-Therapie wie Boosterinjektionsserien (Interinjektionsabstand <21 Tage) wurden von Jankovic und Schwartz (1995) sowie von Greene et al. (1994a) kontrovers diskutiert, konnten aber letztendlich von Dressler und Dirnberger (2000) nicht als Risikofaktoren identifiziert werden.

Einen bedeutsamen Einflußfaktor stellt jedoch die Wahl des BT-Präparates dar. Alle Präparate unterscheiden sich in ihrer Zusammensetzung aus BNT, hämagglutinierenden und nicht-hämagglutinierenden nicht-toxischen Proteinen und somit auch in ihrer Immunogenität und spezifischen biologische Aktivität (SBA), die wie oben beschrieben als LD_{50} im MLT bestimmt wird. Zur Vergleichbarkeit müssen die von den verschiedenen Herstellern ermittelten Mauseinheiten mit einem Umrechnungsfaktor korrigiert werden. Daraus ergibt sich, dass Myobloc™/Neurobloc® (5 MU-EV/ng) mit einer im Vergleich zu Botox® (60 MU-EV/ng), Dysport® (100 MU-EV/ng) und Xeomin® (167 MU-EV/ng) eher geringen SBA und einem hohen Proteingehalt an nicht-toxischen Proteinen eine vermehrte Immunogenität besitzt (Dressler and Hallett 2006, Dressler and Benecke 2007). In Präparaten mit einer geringen SBA ist eine größere Menge an denaturiertem, nicht toxischem aber immunogenem Toxin, im Sinne eines Toxoids, enthalten. Es folgt daraus die Notwendigkeit einer höheren Dosierung und somit eine höhere Antigenbelastung (Critchfield 2002, Atassi 2004). Eine Studie der Food and Drug Administration (2000) prognostizierte, dass ca. ¼ der mit BT-B therapierten Patienten innerhalb von zwei Jahren ein AKTV entwickeln. Bei den BT-A Präparaten ist die Proteinbelastung pro BT-Behandlung bei Dysport® höher, so dass auch dieses wahrscheinlich ein höheres Risiko zur BT-A-AK-Bildung darstellt.

Jankovic und Schwartz (1998) konnten weiterhin das Alter bei BT-Therapiebeginn als Risikofaktor ermitteln. Je früher mit einer BT-Therapie begonnen wurde desto eher bestand die Gefahr eines AKTV. Andere Patientenvariablen, wie das Geschlecht und bestehende Immunerkrankungen (Allergien), stellen nach derzeitigem Kenntnisstand keine Risikofaktoren dar (Dressler and Dirnberger 2000). Im Gegensatz zu Jankovic und Schwartz ist das Alter bei Dressler und Dirnberger kein Risikofaktor. Über das immunologische

Verhalten der verschiedenen zu injizierenden Zielgewebe liegen noch keine Untersuchungen vor (Dressler and Dirnberger 2000).

1.2.5 Antikörperfrequenzen der verschiedenen Botulinum-Toxin-Präparate und der verschiedenen Anwendungsgebiete

Nicht bei allen sTV ist der Nachweis von AK möglich und umgekehrt können auch bei Respondern gelegentlich niedrige AK-Titer nachgewiesen werden. Es ist deshalb zum Teil sehr schwierig, die Prävalenz von AKTV für bestimmte Anwendungsgebiete oder Präparate zu bestimmen. Derzeit liegen vor allem für die CD Zahlen für AK-Frequenzen vor.

Erste Daten wurden 1993 von Zuber et al. veröffentlicht. Bei drei von 96 mit Dysport® therapierten CD-Patienten (3,1 %) ließen sich BT-A-AK nachweisen. Davon war ein Patient ein primärer Non-Responder, der Zweite ein sekundärer Therapieversager und der dritte weiterhin ein Responder. Im gleichen Jahr veröffentlichten Jankovic und Schwartz eine AK-Frequenz von 4,3 % bei CD-Patienten, ähnliche Ergebnisse (Jankovic and Schwartz 1993) mit einer Non-Responder-Frequenz von 4,1 % (54/1322) konnten sie zwei Jahre später mitteilen (Jankovic and Schwartz 1995). Dabei wurden 20 Non-Respondern auf BT-AK positiv getestet.

Hambleton et al. (1992) erbrachten den Nachweis von BT-A-AK bei 1 von 10 Responding-Patienten (10 %) und bei 6 von 10 Non-Responding-Patienten (60 %). Eine wesentlich größere Patientenzahl konnte von Greene et al. (1994a) untersucht werden. Hier wurden 24 von 559 Patienten (4,35 %) auf BT-A-AK positiv getestet und 10,5 % der 559 Patienten konnten als Non-Responder evaluiert werden. Duane et al. (1995) fanden 15 sekundäre Therapieversager in einer Patientengruppe von N=98 (15,3 %), wobei 10 (66,7 %) positiv auf BT-AK getestet wurden. In einer Studie von Göschel et al. (1997) wurden von 80 mit BT-A therapierten Patienten 7 (8,8 %) positiv getestet. Dabei waren fünf von fünf Non-Respondern (100 %) und zwei von 75 Respondern positiv (2,7 %). In einer weiteren Studie mit BT-A-Langzeitbehandlung von CD-Patienten wurden bei 9 von 17 Non-Respondern (52,9 %) BT-A-AK nachgewiesen (Kessler et al. 1999). Die Durchführung eines BT-AK-Tests erfolgte nur bei den Non-Respondern, so dass dies bezogen auf die Referenzgruppe (>6 Injektionen) von 357 Patienten eine AK-Frequenz von 2,5 % bzw. bezogen auf die Gesamtpatientenzahl von 4,8 % ergibt.

Eine Vergleichsstudie von altem und neuem Botox® demonstrierte eine deutlich geringere Immunogenität für das neue Botox®. Fünf der 42 mit dem alten Botox® therapierten Patienten (9,5 %), fünf von 130 mit beiden Präparaten behandelten Patienten (3,8 %) sowie null von 119 mit ausschließlich neuem Botox® therapierten Patienten (0 %) waren BT-A-AK positiv (Jankovic et al. 2003). Weitere Studien zu den verschiedenen BT-Präparaten zeigten eine Prävalenz von bis zu 17 % unter der Botox®-Therapie von CD-Patienten (Gebrauchsanweisung Botox® 2004). Nach 18-monatiger Therapie mit dem BT-B-Präparat Myobloc™ wurden 18 % positiv auf BT-B-AK getestet (Gebrauchsanweisung Myobloc™ 2000). In einer Immunogenitätsstudie an mehrfach mit BT injizierten Kaninchen konnte für Xeomin® keine BT-A-AK-Bildung nachgewiesen werden, Immunogenitätsstudien am Menschen stehen noch aus (Gebrauchsanweisung Xeomin® 2005). Inzwischen gibt es Mitteilungen über AK-Freiheit bis zu mindestens 2-jähriger Xeomin®-Therapie, z.B. von Jost et al. (2007)

Über AK-Frequenzen bei BT-A-behandelten Spastikpatienten, insbesondere nach Schlaganfall, gibt es bisher nur wenige Veröffentlichungen. Gordon et al. (2004) bestimmten in einer open-label follow-up Studie neutralisierende AK mit dem Maus-Protektionstest bei 110 Post-Stroke-Spastik-Patienten, die dreimalig mit einer mittleren Botox®-Dosis von 220 U therapiert wurden. Nur ein Patient, ein Non-Responder, wurde nach der ersten Injektion positiv getestet, dies entspricht einer AK-Frequenz von <0,1 %. Auch Bakheit (2004) konnte bei keinem von 32 Post-Stroke-Spastik-Patienten nach dreimaliger Dysport® 1.000 U-Applikation AK nachweisen. In einer Studie der Botox® Post-Stroke Spasticity Study Group (Brashear et al. 2002) wurde ein Patient, Non-Responder, von 93 Patienten (0,1 %) postiv auf BT-AK getestet. Die Patienten wurden einmalig mit einer mittleren Botox®-Dosis von 220 U therapiert. In einer prospektiven 54-Wochen-Studie mit Post-Stroke-Spastik-Patienten von Turkel et al. (2002) waren 0,6 % (2 von 349) der getesteten Seren BT-A-AK positiv.

Eine Studie mit deutlich höheren AK-Frequenzen wurde im Bereich der Pädiatrie bei Kindern mit sCP durchgeführt. In dieser Studie von Herrmann et al. (2004) wurde die Prävalenz von neutralisierenden BT-AK bei Kindern mit sCP und anderen spastischen Bewegungsstörungen, die mit BT-A Präparaten therapiert wurden, untersucht. Neutralisierende AK (mittlere AK-Titer 7,5 mU/ml) konnten in 35 von 110 Patientenproben (31,8 %) nachgewiesen werden. Allerdings wurden nur bei 27 von 33 Non-Responder (81,8 %) Anti-BT-A-AK detektiert. Für weitere Anwendungsgebiete sind bisher noch keine Studien über die AK-Frequenz veröffentlicht. Es ist davon auszugehen, dass in den Indikationsgebieten mit niedrigeren

Dosierungen die AK-Frequenz auch niedriger ist. Unterschiedliche Studienergebnisse lassen sich teilweise mit der Anwendung verschiedener BT-AK-Nachweistests erklären, wobei der Maus-Protektions-Test (MPT) und der Maus-Diaphragma-Test (MDT) am häufigsten eingesetzt wurden. Das Auftreten von BT-AK bei Respondern kann mit dem Vorhandensein nicht-neutralisierender BT-A-AK erklärt werden (Göschel et al.1997a, Atassi et al. 2005). Ebenfalls kann das Fehlen neutralisierender BT-A-AK bei Non-Respondern u. a. mit einer immunologischen Reaktion der T-Zellen gegen das Toxin begründet werden (Atassi et Oshima 1999, Atassi 2004).

1.2.6 Diagnostisches Vorgehen bei Verdacht auf Therapieversagen

Das diagnostische Vorgehen bei Verdacht auf TV muss zwischen pTV und sTV unterscheiden.

Beim pTV sollte zunächst die Indikation der Therapie überprüft und gegebenenfalls ein Therapiewechsel eingeleitet werden. Bei erschwerten Injektionsbedingungen, wie z. B. bei stark atrophierten Muskeln, kann eine EMG-gesteuerte Injektion in den Zielmuskel versucht werden. Bei weiterem Ausbleiben der BT-Wirkung sollte ein einfaches AK-Screening mit dem Sternocleidomastoideus (SCM)-Test, dem Musculus-Frontalis-Test (MFT) oder dem Extensor-Digitorum-Brevis (EDB)-Test durchgeführt werden. Zeigt keiner dieser Tests eine Wirkung des BT an, sollte die biologische Aktivität des BT (Haltbarkeitsdatum, Kontrolle von Patienten, die mit gleicher Charge therapiert wurden) überprüft werden (Dressler 2000b). Falls sich hierbei kein Hinweis für die verminderte Wirkung ergibt, sollte die Durchführung eines quantitativen AK-Tests erfolgen.

Bei zunächst gutem BT-Therapieergebnissen mit anschließender Wirkungsreduktion bzw. Reduktion der Wirkdauer ist von einem sTV auszugehen. Auch hier dienen der SCM-Test, MFT oder EDB-Test zur Evaluation und erfordern bei verminderter BT-Wirkung einer weiteren Abklärung mit quantitativen AK-Tests.

1.2.7 Nachweistests von Botulinumtoxin-A-Antikörpern

Die Diagnosestellung des AKTV erfordert Tests, die den Nachweis von neutralisierenden AK ermöglichen. Zudem sollten die Tests spezifisch, quantitativ und sensitiv sein, d.h. eine niedrige Nachweisgrenze besitzen, damit eine Aussage über den AK-Titer getroffen und eventuell ein AKTV begründet werden kann. Von einem kompletten AKTV ist ab einem AK-Titer von >1 mU/ml auszugehen (Göschel et al. 1997, Sesardic et al. 2004).

Die genannten Anforderungen an BT-AK-Nachweistests sind nicht leicht zu erfüllen, da die einfachen, kostengünstigen und schnellen Tests meist eine geringe Sensitivität und Spezifität aufgrund des Nachweises von nicht neutralisierenden BT-AK aufweisen sowie häufig nur qualitative oder semiqualitative Aussagen über das Vorhandensein von AK treffen können. Tests, die den oben genannten Anforderungen entsprechen, sind hingegen zeitintensiv, teuer und beinhalten die Tötung von Versuchstieren. Die Etablierung eines einfacheren hochsensitiven quantitativen Tests steht z. Zt. noch aus. Auf die im Rahmen der vorliegenden Studie verwendeten BT-AK-Nachweismethoden MDT, des EDB-Test und des MFT wird im Folgenden näher eingegangen.

1.2.7.1 Maus-Diaphragma-Test

Der MDT ist ein quantitativer Nachweistest für neutralisierende BT-AK. Das Konzept dieses Tests beruht auf der Präparation eines Hemidiaphragmas mit innervierendem N. phrenicus, Plazierung in einem Organbad mit anschließender Stimulation des Nervs und Messung der Kontraktionskraft des Muskels (Bülbring 1946, Habermann et al. 1980, Göschel et al. 1997). Nach Zugabe von BT-Lösungen wird die Nerv-Muskel-Übertragung gehemmt, was in einer Kontraktionsreduktion resultiert. Die Zeit bis zur Halbierung der Kontraktionsamplitude wird als Testparameter verwendet und als halbmaximale Paralysezeit (PZ) bezeichnet. Bei BT-AK-haltigen Lösungen verlängert sich die Paralysezeit nach Zugabe definierter BT-Konzentration in Abhängigkeit vom BT-AK-Titer (Dressler et al. 2000). Aus einer zuvor erstellten Kalibrationskurve mit verschiedenen BT-Antitoxin-Konzentrationen ($F(ab`)_2$ aus Pferdeserum) kann über die gemessenen PZ der BT-AK-Titer ermittelt werden. Der MDT ist sowohl zum Nachweis von BT-A-AK als auch BT-B-AK geeignet (Dressler et al. 2005).

Der MDT ist mit einer Nachweisgrenze von <0,3 mU/ml z.Zt. der sensitivste in vitro BT-AK-Nachweistest und stellt die Methode der Wahl zur Bestimmung von niedrigen AK-Titern bei AKTV-Patienten dar (Dressler and Bigalke 2002). Es ergibt sich daraus eine Eignung zur Durchführung von Screenings, um prospektive Aussagen bezüglich eines AKTV treffen zu können. Aufgrund der leichteren Handhabung, einer höheren Sensitivität sowie eines geringeren Verbrauchs an Versuchstieren ist der MDT dem MLT vorzuziehen (Dressler and Dirnberger 2000). Dennoch wird der MDT nur von wenigen Laboratorien durchgeführt, da er speziell ausgebildetes Personal bedarf, ein kostspieliges Gerätesystem erfordert und eine den Tierschutzbestimmungen entsprechende Versuchstierhaltung voraussetzt.

1.2.7.2 Extensor-Digitorum-Brevis-Test

Im Gegensatz zum aufwendigen MDT, der eine Quantifizierung der BT-AK ermöglicht, ist der EDB-Test (Sloop et al. 1996, Eleopra et al. 1997, Kessler and Benecke 1997, Gordon et al. 2002) ein einfacher Test zum qualitativen Nachweis von BT-AK bei Verdacht auf AKTV. Dieser Test kann vom behandelnden Therapeuten direkt vor Ort unter Verwendung eines EMG-Gerätes durchgeführt werden und bedarf keiner Blutentnahme mit Versendung des Serums.

Im EDB-Test wird elektromyographisch die Reduktion des Muskelsummenaktionspotentials (MSAP) nach intramuskulärer BT-Injektion beurteilt. Mit seiner gut zugänglichen Lokalisation sowie der fehlenden Beeinträchtigung der Zehenmotilität bei Atrophie und Denervation ist der EDB-Muskel für diesen Test besonders geeignet. Die BT-Wirkung auf das abgeleitete MSAP und die Atrophie des EDB wurde in einer neurophysiologischen Studie von Hamjian und Walker (1994) untersucht.

Die Versuchsdurchführung beginnt mit der beidseitigen supramaximalen Stimulation des N. peroneus im Bereich des Caput fibulae und Ableitung des MSAP des EDB-Muskels mittels Oberflächenelektroden. Fünf Peak-to-peak Amplituden des MSAP werden abgeleitet und die Maximalantwort zur Auswertung gewählt. Im Anschluss daran erfolgt die Injektion von 200 U Dysport® oder 40 U Botox® in den rechten oder linken EDB. Nach vier Wochen wird eine erneute Messung der MSAPs vorgenommen. Die Reduktion der absoluten Amplitude sowie die Veränderungen des Amplituden-Quotienten (MSAP des injizierten Muskels/MSAP des nicht-injizierten Muskels) werden bestimmt und zur Testbeurteilung herangezogen (Kessler and Benecke 1997). Mit der Ermittlung des Amplituden-Quotienten kann die Variabilität der MSAP-Messungen deutlich verringert werden.

Eine prozentuale MSAP-Amplituden-Reduktion von >50 % im Zusammenhang mit der BT-typischen klinischen Reaktion (Parese, Atrophie) wird als BT-Responding bezeichnet. Eine MSAP-Ratio-Reduktion von <20 % sowie eine fehlende klinische Reaktion sprechen für ein Non-Responding. Dieses Testergebnis sowie der Bereich zwischen 20 - 50 % MSAP-Ratio-Reduktion, der als AKTV-verdächtig einzuordnen ist, bedürfen weiterer Untersuchungen mit quantitativen BT-A-AK-Nachweistests.

Der in vivo EDB-Test erfasst nur neutralisierende AK und stellt mit einer Sensitivität von 80 % und einer Spezifität von 94 % einen einfachen qualitativen Test zum Nachweis von BT-A-Non-Respondern dar (Gordon et al. 2002).

1.2.7.3 Musculus-Frontalis-Test

Der MFT ist ein einfacher qualitativer Test zum BT-AK-Nachweis am Patienten. Eine Beobachtung von Borodic et al. (1995) zeigte, dass die Reduktion von Stirnfalten nach Injektion von BT (Botox® 10-15 U, Dysport® 50 U) in den Musculus frontalis bei Non-Respondern deutlich vermindert bzw. nicht nachweisbar war. Nach einseitiger Injektion von BT in den Musculus frontalis ist bei üblicher Reaktion eine Stirnfaltenreduktion, eine milde Stirnasymmetrie sowie eine verminderte Elevation der Augenbraue nach vier Wochen zu beobachten. Bei vermindertem Ausfall dieser Reaktion oder ihrem völligen Fehlen ist von einem AKTV auszugehen. In weiteren Untersuchungen korrelierte dieser Test mit den Ergebnissen von immunologischen Tests (u. a. MPT) sowie mit den klinischen Ergebnissen (Hanna et al. 1998, Hanna and Jankovic 1999). Der MFT eignet sich vor allen Dingen bei Verdacht auf BT-Non-Responding.

1.2.7.4 Maus-Protektions-Test

Der MPT galt als Gold-Standard zum Nachweis von BT-AK bis der MDT eine bessere Sensitivität und auch Spezifität aufwies sowie einen geringeren Verbrauch an Versuchstieren ermöglichte (Dressler et al. 2000).

Der MPT basiert auf dem gleichen Prinzip wie der MLT (Sakaguchi et al. 1974, Hatheway et al. 1984, Hambleton et al. 1992, Pearce et al. 1994). Er wird international zur Bestimmung der biologischen Aktivität von BT und BT-Präparaten eingesetzt. Dabei wird die LD_{50} als Testparameter verwendet. Dieser Wert, auch als Mauseinheit (ME) bezeichnet, zeigt die Dosis an, bei der 50 % einer Mäusespezies nach intraperitonealer BT-Applikation versterben. Dazu werden einer bestimmten Mausespezies verschiedene BT-Dosen intraperitoneal injiziert und deren Sterberate registriert, so dass aus diesen Werten die LD_{50} ermittelt werden kann.

Beim MPT wird der Mäusegruppe ein mit BT inkubiertes Patientenserum intraperitoneal injiziert. Falls BT-AK im Serum enthalten sind, neutralisieren diese je nach Konzentration das BT, so dass aufgrund dieses protektiven Vorganges eine verminderte Sterberate der Mäuse zu beobachten ist.

Aus der Reduktion der Sterberate kann jedoch nur eine Semi-Quantifizierung der BT-AK-Konzentration vorgenommen werden. Der Test zeichnet sich durch eine hohe Sensitivität und Spezifität aus, da ausschließlich der Nachweis von neutralisierenden BT-AK erfolgt. Nachteil des Tests ist der hohe Zeitaufwand (6 Tage) sowie der hohe Verbrauch an Versuchstieren, der zudem mit einem qualvollen Sterbevorgang verbunden ist. Eine grobe Quantifizierung des AK-Titers kann in Form einer sechsstufigen semiquantitativen Mengenangabe erfolgen (keine, niedrig, niedrig-intermediär, intermediär, intermediär-hoch, hoch).

1.2.7.5 Sternocleidomastoideus-Test

Der SCM-Test eignet sich zur Darstellung der Korrelation zwischen der in den SCM applizierten BT-Dosis und der im EMG resultierenden Amplitudenreduktion (M-EMG-Amplitude) unter maximaler isometrischer Kontraktion des SCM zwei Wochen post injectionem (Dressler et al. 2000). Dieser Test erwies sich als geeignet zur BT-Dosisoptimierung und zur Bestimmung der biologischen Aktivität der unterschiedlichen BT-Präparate (Dressler and Rothwell 2000).

Als Basis wird eine Korrelationskurve der Dosis-Wirkungsstärke der beiden BT-A Präparate mittels EMG erstellt, welche zur Bewertung des indirekten BT-A-AK Nachweises verwendet wird. Die Reduktion der induzierten M-EMG-Amplitude im SCM-Test erlaubt die Quantifizierung von BT-A-AK mit einer dem MDT vergleichbaren Sensitivität. Dieser Test findet vor allem seine Anwendung in der Evaluation von BT-A-Non-Respondern und der klinischen Bewertung von niedrigen BT-A-AK-Titern.

1.2.7.6 Weitere Botulinumtoxin-Antikörper-Nachweistests

Neben den oben genannten Tests gibt es noch eine Vielzahl weiterer BT-AK-Nachweismethoden, die zur Vervollständigung aufgeführt werden sollen, obwohl sie bisher keine den beschriebenen Tests vergleichbare praktische Relevanz erlangt haben. Von Hall et al. wurde 2002 ein **zellulärer Assay** unter der Verwendung von Zellkulturen aus embryonalen Rückenmarkszellen der Ratte vorgestellt. Das Prinzip beruht auf der Hemmung der Neurotransmitterausschüttung. Der Test ist quantitativ, hat eine Nachweisgrenze von 2-10 mU/ml Anti-BT-A und detektiert AK sowohl gegen die Bindungs- als auch gegen die katalytische Domäne mit einer höheren Sensitivität als der MLT (Hall et al. 2004).

Einen weiteren Test zum Nachweis von neutralisierenden BT-AK stellten Maruta et al. 2006 vor. Es hat sich gezeigt, dass die Regionen des BT, die an die Synaptosomen binden fast völlig identisch sind mit den Regionen, an die neutralisierende BT-AK binden (Maruta et al. 2004). Folglicherweise hindern neutralisierende AK die Bindung von BT-A an Synapsen. Auf diesem Prinzip beruht der **radioaktive BT-A Bindungs Test** von Maruta und Mitarbeitern. Mit Hilfe von radioaktivem BT-A wird die Hemmung der Bindung von BT-A an

Synaptosomen bei Anwesenheit neutralisierender BT-AK gemessen. Die Hemmung korreliert mit der BT-AK-Konzentration. Der Test ist billig, schnell (Dauer 30 min), benötigt geringe Serumvolumina (3,0 µl) und bedarf keine Tötung von Tieren. Seine Spezifität wird mit 92 %, seine Sensitivität mit 100 % angegeben. Untersuchungen im Vergleich zum MPT mit großen Patientenzahlen stehen noch aus.

Des Weiteren wurden **Schweißtests** in Form des Sudomotor-Test von Birklein und Mitarbeitern (Birklein and Erbguth 2000, Birklein et al. 2002) und des Ninhydrin-Schweiß-Tests von Voller und Mitarbeitern (2004) vorgeschlagen. Das Prinzip beruht auf einer verminderten Schweiß-reduzierenden Wirkung nach BT-Injektion bei Anwesenheit von BT-AK. Eine Quantifizierung der BT-AK ist hierbei kaum möglich und die Sensitivität ist niedrig.

Konventionelle AK-Nachweistests, wie **Western-Blot** (Hanna and Jankovic 1998) und **ELISA** (Enzyme-linked immunsorbent assay), erwiesen sich für den Nachweis von BT-AK aufgrund mangelnder Sensitivität als wenig geeignet (Shone et al. 1986, Siegel et al. 1988, Dressler and Stadler 1995, Doellgast et al. 1997). Diese Tests sind zudem nicht in der Lage neutralisierende von nicht neutralisierenden BT-AK zu unterscheiden, so dass wesentlich mehr Patientenseren positive Testergebnisse aufweisen.

Vielversprechender ist der **Radioimmuno-Assay** (RIA) (Palace et al. 1998; Hanna and Jankovic 1999; Dressler and Dirnberger 2001). In seiner Sensitivität ist er mit dem MDT vergleichbar. Er ist billiger, einfacher in der Anwendung, schneller und bedarf keine Tiertötung. Ein Nachteil ist allerdings der erforderliche Umgang mit Radionukliden. Ausserdem ist der Test noch nicht kommerziell erhältlich.

Als letzte Nachweismethode ist der **Endopeptidase-Test** zu nennen. Hier wird in Abhängigkeit von der BT-AK-Konzentration die Endopeptidase-Aktivität des BT gehemmt. Auch bei diesem Test ist als Mangel eine niedrige Sensitivität zu verzeichnen, da nur BT-AK erfasst werden, die die L-Kette blockieren, während S-Ketten-AK nicht nachgewiesen werden. Eine Aufstellung der wichtigsten BT-AK-Nachweistests mit Angabe der Sensitivitäten enthält Tabelle 2.

Tabelle 2: BT-AK-Nachweistests und ihre Sensitivitäten, modifiziert nach Sesardic et al. (2004)

Nachweismethode	Sensitivität (mU/ml)
Maus-Letalitäts-Test (in vivo)	10
Endopeptidase-Aktivität	10
Neuronale Zellen	10
Maus-Protektions-Test (in vivo)	1
Maus-Diaphragma-Test	<0,3
EDB-Test	<1 (?)
Immunoassays (nicht funktional)	0,3 - 1 (variiert)

1.3 Spastik

Der Begriff Spastik ist definiert als eine motorische Bewegungsstörung, welche charakterisiert ist durch eine geschwindigkeitsabhängige Muskeltonuserhöhung sowie gesteigerte Muskeleigenreflexe nach Schädigung des 1. Motoneurons (Lance 1980).

In der Symptomatik der Spastik unterscheidet man Plus- und Minussymptome. Zu den Plussymptomen zählen Muskelhypertonus, Steigerung der tonischen und phasischen Reflexe, Enthemmung pathologischer Fremdreflexe (Babinski-, Gordon-, Oppenheimer-Zeichen) und Myoklonus. Sie sind führend gegenüber den Minussymptomen wie Parese, Verlust der Feinmotorik, Haltungsanomalien und Verlust von physiologischen Fremdreflexen. Das klinische Bild ist geprägt von spontanen, schmerzhaften Spasmen sowie Streck- und Beugesynergien. Chronische Spastizität führt zu pathologischen Fehlstellungen der Extremitäten mit einer Reduktion des Bewegungsumfanges und der Ausbildung von Kontrakturen. Es resultiert daraus eine erschwerte Körperhygiene und eine verminderte Eigenständigkeit im täglichen Leben des Patienten, der in der Regel der Hilfe von Pflegepersonen bedarf.

1.3.1 Spastik beim Schlaganfall

Zu den Hauptursachen für eine Schädigung des 1. Motoneurons bei Erwachsenen zählen Schlaganfall, Multiple Sklerose (MS), Kopfverletzungen, traumatische Rückenmarkverletzungen und anoxisch-ischämische Enzephalopathien (Sheean et al. 2006) sowie bei Kindern die Cerebralparese nach prä- oder perinataler hypoxischer Hirnschädigung (Korinthenberg et al. 2001). Im Weiteren wird der Schlaganfall als cerebrovaskuläre Ätiologie der Spastik näher erläutert.

Der Schlaganfall ist nach dem Myokardinfarkt und Malignomen die dritthäufigste Todesursache in Deutschland mit einer im Alter überproportional zunehmenden Inzidenz von ca. 300/100.000 Einwohner (55-65 Jahre)/Jahr. Er ist zudem die häufigste Ursache für Invalidität im höheren Lebensalter. Ischämische Hirninfarkte verursachen 90 % aller Schlaganfälle, die restlichen 10 % sind durch Hirnblutung bedingt (Hacke and Poeck 1998). Ätiologisch sind die allgemein bekannten cerebrovaskulären Risikofaktoren, wie Hypertonie, Nikotinabusus und Diabetes mellitus, zu nennen (Weih et al. 2004). Am häufigsten ist der ischämische Hirninfarkt im Bereich der A. cerebri media lokalisiert. Hieraus resultiert in der Regel eine kontralaterale sensomotorische Hemiparese mit Reflexabschwächung, die im weiteren Verlauf zur Post-Stroke-Spastizität mit Reflexsteigerung und positiven Pyramidenbahnzeichen führt.

Bei ca. 2/3 der Schlaganfallüberlebenden mündet dies in Einschränkungen des Alltagslebens bis hin zur Pflegebedürftigkeit. An der oberen Extremität wird ein Überwiegen der Flexorenaktivität beobachtet, die klinisch in einer Arm-, Handgelenk- und Fingerflexion mit Daumeneinschluß in die geschlossene Faust (Thumb-in-palm) resultieren. Im Gegensatz dazu dominiert an der unteren Extremität die Hyperaktivität der Extensoren, die beim Gehen eine Streckstellung des Beines bewirken. Diese pathologischen Fehlstellungen erschweren stark die allgemeine Körperhygiene. Das führt vermehrt zu Dermatosen, wie Pilzinfektionen, Palmarverletzungen durch ungeschnittene Fingernägel sowie im Zusammenhang mit der erschwerten Lagerung des Patienten zu Dekubitus.

1.3.2 Therapieziele und Therapieoptionen bei Post-Stroke-Spastizität

Aufgrund der irreversiblen Schädigung des 1. Motoneurons bei Spastikpatienten wird vor allem die symptomatische Therapie angestrebt.

Dabei stehen folgende Therapieziele im Vordergrund:

1. Erhöhung des Patientenkomforts: Reduktion der hypertonen Muskelschmerzen, Reduktion der Muskelspasmen, Verbesserung der Extremitätenstellung;
2. Erleichterung der Pflege: Anziehen, Hygiene, Lagerung, Transport;
3. Verbesserung der Muskelfunktion: Feinmotorik, Greifen, Stehen, Gehen;
4. Prävention von Kontrakturen: Chirurgische und orthopädische Interventionen (Sheean 2006).

Zur Umsetzung dieser Ziele wird die interdisziplinäre Zusammenarbeit von Neurologen, Physiotherapeuten, Ergotherapeuten, Logopäden, Orthopäden und Schmerzspezialisten benötigt.

Die Beurteilung der Spastik sowie des Therapieverlaufs erfolgt mit Hilfe von Skalen. Häufig verwendet wird die Gelenkwinkelmessung (Range of Motion) sowie die modifizierte Ashworth-Skala (MAS) (Bohannon and Smith 1987) zur Messung des Muskelhypertonus. Des Weiteren gibt es zahlreiche Funktionstests zur Beurteilung der Restfunktion der verschiedenen Muskelgruppen.

Vor allem zu Beginn der Therapie und in Kombination mit anderen Behandlungsoptionen stehen physiotherapeutische Maßnahmen wie Dehn- und Streckübungen und Schienung der betroffenen Gliedmaßen im Vordergrund.

Im weiteren Verlauf werden häufig orale systemisch wirkende Antispastika mit verschiedenen Angriffspunkten angewendet. Hierzu zählen

1. GABA-A/B-Rezeptoragonisten, wie Diazepam und Baclofen, welche eine Verstärkung des inhibitorischen Systems bewirken;
2. Tizanidine und Memantine, die das exzitatorische System schwächen;
3. Dantrolene, die die Aktionspotential-getriggerte Ca^{2+}-Ausschüttung hemmen;
4. diverse Muskelrelaxantien, wie Tetrazepam.

Alle aufgeführten Medikamente verbindet eine hohe Nebenwirkungsrate, wie allgemeine Muskelschwäche und Sedierung.

Dementsprechend sind lokale antispastisch wirkende Medikamente den genannten Präparaten vorzuziehen. Eine lokale Chemodenervation kann mit Alkohol- bzw. Phenolinjektionen perineural erzielt werden (Tilton et al. 2003). Trotz schnellem Wirkungseintritt, fehlender

Immunogenität und geringen Kosten sind auch hier die Nebenwirkungen wie Nekrosen, Dysästhesien, chronische Neuropathien und Fibrosen sowie die geringe Vorhersagbarkeit des Parlayseeffekts ein großer Nachteil (Bhakta et al. 2000). Auch die intrathekale Baclofenapplikation stellt eine Therapieoption dar, allerdings ist die Nebenwirkungsrate ebenfalls sehr hoch.

Ein deutlicher Therapieerfolg konnte mit der Injektion von BT erzielt werden, da vor allem bei fokalen Spastiken eine genaue lokale, reversible, dosierte und nebenwirkungsarme Denervierung der hypertonen Muskeln vorgenommen wird. Die Welterstzulassung von Botox® für Spastizität erfolgte 2001 in der Schweiz (Snow et al. 1990).

Ein Injektionsschema zur Behandlung der Spastizität der oberen Extremität ist in Tabelle 3 aufgeführt. Das Präparat wird bevorzugt in die Hand- und Armflexoren injiziert. Pro Sitzung werden im Durchschnitt für die Behandlung folgende Dosierungen verwendet: 200 U Botox®, 1.000 U Dysport® oder 10.000 U Neurobloc® (Bakheit et al. 2000, Brashear et al. 2002) verwendet. Diese erwiesen sich in diversen Studien als optimal. Eine Wirkungsverstärkung konnte mit der zusätzlichen Elektrostimulation nach BT-Applikation beobachtet werden (Eleopra et al. 1997; Johnson et al. 2002).

Zahlreiche randomisierte klinische Studien (Snow et al. 1990, Bakheit et al. 2000, Bhakta et al. 2000, Smith et al. 2000, Brashear et al. 2002, Pittock et al. 2003, Cardoso et al. 2005) sowie Open-Label-Studien (Dunne et al. 1995, Sampaio et al. 1997, Lagalla et al. 2000, Rousseaux et al. 2002, Slawek et al. 2005) konnten eine Reduzierung des Muskelhypertonus (üblicherweise gemessen mit MAS) sowie eine Erleichterung der Pflege belegen. Eine Verbesserung der Muskelfunktion wird kontrovers diskutiert bzw. nur in bestimmten Subgruppen erreicht. In einem Review von Van Kuijk et al. (2002) wurden Studien von 1966-2000 über den klinischen Effekt der neuromuskulären Blockade bei Post-Stroke-Spastizität ausgewertet und verglichen. Es wurde bestätigt, dass die BT-A Therapie eine sichere Therapie der fokalen Spastik darstellt.

Unter der BT-Therapie kann die nachgewiesene Schmerzreduktion zum einen mit der Verringerung der Muskelhypertonie und zum anderen mit der direkten anästhetischen Wirkung von BT (Hemmung von Substanz P) erklärt werden (Benecke et al. 2003).

Nachteile einer BT-Therapie sind die hohen Kosten, die begrenzte Wirkdauer und das Risiko einer AKTV-Entwicklung. Jedoch auch langfristige Untersuchungen zeigen, dass die BT-Therapie eine sichere und einfache Therapie darstellt.

Als letzte Therapieoption sind operative Maßnahmen zu nennen. Dazu gehören orthopädische Eingriffe mit Verlagerung oder Verlängerung von Sehnen zur Kontrakturkorrektur, die Neurostimulation und die selektive Rhizotomie. Auf Grund des invasiven Eingriffs sollten diese Maßnahmen allerdings nur als ultima ratio angesehen werden.

Tabelle 3: Injektions- und Dosierungsschema zur BT-Therapie bei Spastizität der oberen Extremität, modifiziert nach Pathak et al. (2006)

Muskel	Botox® (Units)	Dysport®(Units)
Biceps brachialis (BB)	25 - 100	100 - 300
Brachioradialis (BR)	25 - 50	75 - 150
Flexor carpi radialis (FCR)	25 - 50	75 - 150
Flexor carpi ulnaris (FCU)	25 - 75	75 - 250
Flexor digitorum superficialis (FDS)	25 - 50	75 - 200
Flexor digitorum profundus (FSP)	20 - 50	75 - 150
Flexor pollicis longus (FPL)	10 - 20	30 - 60
Thenar Adduktoren und Flexoren des Daumens	5 - 10	20 - 40
Gesamtmenge pro Therapiesitzung bei Injektion aller Muskeln	160 - 405	525 - 1.300

2 Zielsetzung

Wie in den vorangehenden Abschnitten erläutert, liegen bisher nur wenige Studien zur Prävalenz der BT-AK-Frequenz bei Post-Stroke-Spastik-Patienten vor. Mit der vorliegenden Arbeit soll deshalb ein Beitrag zur Aufklärung des Immunisierungsrisikos dieser Patientengruppe geleistet werden.

Die BT-Therapie der Spastik bedarf sehr hoher Einzeldosen, so dass besonders bei dieser Indikation eine höhere AK-Frequenz vermutet werden könnte.

Auf der anderen Seite könnte das höhere Alter zu Therapiebeginn mit einer verringerten Immunsisierungsrate verbunden sein. Auch wenn ein cerebrovaskulärer Insult im Kindesalter bis zum jungen Erwachsenenalter auftreten kann, so steigt die Inzidenz auf Grund der Risikofaktoren (Vorhofflimmern, allgemeine Risikofaktoren der Arteriosklerose) mit zunehmendem Alter überproportional an. Jüngere Patienten sind nach cerebrovasculärem Insult mit resultierender Spastik wesentlich erfolgreicher rehabilitierbar, so dass deutlich weniger behandlungsbedürftige Residuen zurückbleiben. Deshalb wird die Indikation zur BT-Therapie hier seltener gestellt. Daraus folgt beim cerebrovasculären Insult ein deutlich höheres Durchschnittsalter zu Beginn der Therapie, welches für die Annahme einer niedrigeren Prävalenz der AK-Bildung sprechen würde. Die Annahme eines alters- und dosisabhängigen Immunisierungsrisikos wird unterstützt durch Befunde an Kindern mit sCP. Diese haben einen frühen BT-Therapiebeginn mit im Vergleich zu Erwachsenen erhöhten körpergewichtskorrigierten Dosierungen und zeigen ein gehäuftes AKTV mit einer hohen Prävalenz (Herrmann et al. 2000 und 2004). Hier erscheint eine Summation beider Risikofaktoren (junges Alter, hohe Einzeldosen) vorzuliegen.

Ein unterschiedliches Immunsierungsrisiko ist auch durch die Lokalisation der Zielmuskeln bei verschiedenen Indikationen gegeben. Aus einem cerebrovaskulären Insult resultiert in der Regel eine zum Insult kontralaterale spastische Hemiparese der Extremitäten. Die Muskeln der Extremitäten sind in der Mehrzahl sehr großvolumige Muskel und meist gut lokalisierbar. Hingegen sind z.B. bei der CD die betroffenen Halsmuskeln sehr kleinvolumig und zum Teil schwierig identifizierbar. Zum anderen ist der Cervicalbereich wesentlich enger an das Immunsystem angeschlossen, drainierende Lymphknoten sind unmittelbar benachbart, so dass die Wege zur Immunsystemaktivierung wesentlich kürzer sind. Das könnte eine höhere Immunisierungsrate mit AK-Bildung gegen BT begünstigen. Weniger Einfluß dürfte das

Interinjektionsintervall haben, da heute drei Monate in der Regel bei allen Patientengruppen eingehalten oder sogar überschritten werden, so dass keine Beeinflussung durch Booster-Effekte zu erwarten ist.

Ein besonderer Aspekt bei Spastikpatienten ist die Identifizierung von AKTV im Vergleich zu anderen Formen des TV. Häufig sind Spastikpatienten nicht mehr in der Lage über ein Therapiebenefit zu berichten. Letzteres hängt von vielen weiteren Faktoren ab. Vor allem die Gemütslage spielt dabei eine große Rolle. Im Rahmen der sehr langen BT-Therapie entwickeln viele Patienten im Verlauf eine gewisse Therapiemüdigkeit, so dass sie das Ansprechen auf die Therapie unterbewerten. Häufig sind zu Beginn der Therapie eine große Erwartungshaltung und Optimismus zu beobachten. Nach anfänglichen guten Ergebnissen folgt eine gewisse Therapieernüchterung, da die Symptome in der Regel nicht vollständig zu beseitigen sind, und somit die hohen Erwartungen unerfüllt bleiben. Schwierig ist es für den Arzt, diese Symptome zu objektivieren und von einem AKTV abzugrenzen. Zum einen sieht er den Patienten meist nicht im Interinjektionsintervall, so dass die Beurteilung der BT-Wirkung schwierig ist. Er ist auf den subjektiven Bericht des Patienten angewiesen ist. Zum anderen kann er das Ergebnis nur beim neuen Injektionstermin überprüfen.

Mit Hilfe der EMG-Untersuchung kann er zwar eine Wirkung des BT nachweisen, aber nicht quantifizieren. Andere Dokumentationsmöglichkeiten, wie die Fotodokumentation oder die Verwendung von bestimmten Bewertungsskalen, liefern ebenfalls nur begrenzte Aussagen über die Qualität der BT-Wirkung.

Bei Verdacht auf ein TV sollte deshalb immer die Möglichkeit eines AKTV erwogen und geprüft werden. Bei pathologischen Ergebnissen der qualitativen und semiquantitativen Screening-Tests, wie dem MFT, dem EDB-Test und dem SCM-Test, sollte daher der MDT durchgeführt werden, um einen quantitativen AK-Titer zu ermitteln.

Allerdings ist bekannt, dass nicht unbedingt die Höhe der AK-Titer mit der BT-Wirkung im Patienten korrelieren muss. So können schon sehr niedrige Titer eine deutliche Reduzierung des BT-Therapieerfolges bewirken. Zum anderen kann ein partielles AKTV in ein komplettes AKTV übergehen. Aus diesem Grund ist es wichtig, mit Hilfe des MDT eine Vorhersage bei niedrigen AK-Titern zu treffen, um eine Prävention des kompletten AKTV einzuleiten. Ein komplettes AKTV bedeutet in der Regel das Ende der BT-Therapie mit dem verwendeten BT-Subtyp, sowie möglicherweise eine lebenslange Immunität.

Aufgrund des Nachweisvermögens niedriger AK-Titer sollte mit der vorliegenden Arbeit die Eignung des MDT geprüft werden, den Verdacht auf beginnendes AKTV zu bestätigen. Der Übergang in ein komplettes AKTV wurde hingegen im Rahmen dieser Arbeit nicht untersucht und erfordert die Durchführung weiterer Langzeitstudien.

Zusammenfassend sollte mit dieser Arbeit die BT-A-AK-Frequenz von Spastikpatienten nach Schlaganfall untersucht, die Aussagekraft des MDT für ein AKTV bestimmt und seine Korrelation mit dem EDE-Test und MFT bei Spastikpatienten ermittelt werden.

3 Material und Methoden

3.1 Reagenzien

3.1.1 Reagenzien für den Maus-Diaphragma-Test

Sevofluran	SEVOrane® (Abbott, Wien, #4456)
Carbogen-Gas	5 % CO_2/95 % O_2 (Messer Griesheim GmbH, Griesheim)
Krebs-Ringer-Lösung	118 mM NaCl (Carl Roth, Karlsruhe, #39571)
	4,75 mM KCl (Merck KG, Darmstadt, #104936)
	2,54 mM $CaCl_2$ +$2H_2O$ (Merck KG, #102382)
	1,19 mM KH_2PO_4 (Merck KG, #104873)
	1,2 mM $MgSO_4$+$7H_2O$ (Merck KG, #105886)
	1,2 mM $NaHCO_3$ (Merck KG, #106329)
	11 mM Glucose (D(+)) (Merck KG, #108337)
	pH 7,4
Earle`s Balanced Salt Solution (EBSS)	gepufferte Salzlösung nach Earle (GIBCO, Paisley, UK)
Botulinumtoxin	Botulinum Neurotoxin A_1 und A_2 (Zwei verschiedene Lieferungen der Charge #130A25B, List Biological Lab., Campbell, CA, USA über Europavertrieb durch Quandratech Diagnostics, Surrey, UK); Ampulle à 10 µg BT-A mit 100µl destilliertem H_2O rekonstituiert, unter Zugabe von 0,1 % Rinderserumalbumin-Albumin (Roth, #80762)
Botulinumtoxin-Antikörper	Botulinum Typ A Antitoxin F(ab`)$_2$ (#59/021, National Institute for Biological Standards and Control, Potters Bar,

Hertfordshire, UK), 5 ml Pferdeserum enthalten 500 IU Antitoxin

3.1.2 Reagenzien für den Extensor-Digitorum-Brevis-Test

Dysport®   Clostridium botulinum Toxin A (500 Units, IPSEN PHARMA, Slough, UK)

Botox®   Clostridium botulinum Toxin A (100 Units, Allergan, Irvine, USA)

3.1.3 Reagenzien für den Musculus-Frontalis-Test

siehe 3.1.2

3.2 Verbrauchsmaterialien

3.2.1 Verbrauchsmaterialien für den Maus-Diaphragma-Test

- Becherglas mit Deckel
- Dialyseschlauch 12,0 S MWCO: 12.000-14.000, #E683.1 (ZelluTrans®, Roth)
- Dialyseverschlüsse (Roth)
- Einwegkanülen 0,4 x 19mm (Microlance®, Becton DickinsonD, Drogheda, Irland)
- Einwegkanülen 0,80 x 40mm (Sterican®, Braun, Melsungen)
- Einwegpipetten (Cellstar®, Greiner Bio-One, Frickenhausen)
- Einwegspritzen, 10 ml (Braun)
- Einwegspritzen, 5 ml (Becton Dickinson, Fraga, Spanien)
- Eppendorf-Reaktionsröhrchen 1,5 ml (Eppendorf, Hamburg) für Anti-BT-Pferdeserum
- Magnetrührstäbchen (Neolab, Heidelberg)
- Nähgarn
- Reaktionsröhrchen, 0,2 ml (Flat Cap, PCR Tubes, Molecular Bio Products, San Diego, CA, USA) für BT-Stammlösungen
- Serummonovetten®, 9 ml (S-Monovetten, Sarstedt, Nürnbrecht)
- Styropor®-Platte
- Wägepapier (Macherey-Nagel, Düren)
- Zellkulturschalen, 40 x 10mm (TPP, Renner, Darmstadt)
- Zellkulturschalen, 60 x 15mm (TPP, Renner,)

- Zentrifugenröhrchen, 15 ml (Greiner, Bio-One)
- Zentrifugenröhrchen, 50 ml (Greiner, Bio-One)

3.2.2 Verbrauchsmaterialien für den Extensor-Digitorum-Brevis-Test

- Einwegkanülen 0,4 x 19mm (Microlance®, Becton Dickinson)
- Einwegspritzen 1 ml (Becton Dickinson)
- Botox®-Injektionsnadel, 27 - 30 gauge (Allergan)
- selbstklebende Ableitelektroden (Ableit- und Referenzelektrode, ø 2 cm, Ambu GmbH, Bad Nauheim)
- Oberflächenreizelektrode (Single Patient Surface Electrode, Ambu Neuroline, Ballerup, Dänemark)
- Erdelektrode (Micromed Medizin-Elektronik, Gräfelfing b. München)
- Elektrodengel (SONOGEL Elektrodengel 5010, Sonogel Vertriebs GmbH, Bad Camberg)

3.2.3 Verbrauchsmaterialien für den Musculus-Frontalis-Test

- Einwegkanülen 0,4 x 19mm (Microlance®)
- Einwegspritzen 1 ml (Becton Dickinson)
- Botox®-Injektionsnadel, 27 - 30 gauge (Allergan)

3.3 Geräte

3.3.1 Geräte für den Maus-Diaphragma –Test

- Isolierte Organ Apparatur, Gerätesystem URO 24401 (FMI, Föhr Medical Instruments, Seeheim) mit PC-Anschluß und Software VitroDat (Ingenieurbüro G. Jäckel, Hanau)
- Thermostat (MGW Lauda, Lauda-Königshofen)
- Magnet-Thermorührer 10515 (Fisherbrand, Fisher Scientific, Schwerte)
- Mini-Rührer (Mini MR standard, IKA-Werke, Staufen)
- pH-Meter MP 220 (Mettler Toledo, Giessen)
- Waage (KPZ-Waage, Rüschlikon, Schweiz)
- Wärmebad (auf 37°C einstellbar, Eppendorf Netheler-Hinz, Hamburg)
- Druckminderer für Carbogengas (FM 62 T, Messer Griesheim GmbH)
- Pinzette, anatomisch, 14 cm (Diameda Instrumente, Tuttlingen)
- Pipette (Pipetus®-Akku, Hirschmann Laborgeräte, Eberstadt)
- Präparierschere, 11 cm (Westscott, Dimeda Instrumente)
- Präparierschere, 12 cm (Noyes, Dimeda Instrumente)

3.3.2 Geräte für den Extensor-Digitorum-Brevis-Test

- Myograph, Multiliner E (Typ IIR/ TEC 601-1, Toennies, Freiburg)
- Stimulator, Toennies Multiline (Jaeger/Toennies, Höchberg)
- CED 1401 plus Schnittstelle (Cambridge Electronic Design, Cambridge, USA)

3.3.3 Geräte für den Musculus-Frontalis-Test

- Digitalkamera

3.4 Versuchstiere

Es wurden als Versuchstiere weibliche HsdWin:NRMI Mäuse (Artikel-Nummer 27503F) der Firma Harlan-Winkelmann (Borchen) verwendet. Das Gewicht lag zwischen 16 - 20 g, das Alter zwischen 6-8 Wochen. Die Tiere wurden in einem speziellen Versuchstierlabor entsprechend der Tierschutzbestimmungen gehalten. Dabei wurde ein Hell-Dunkelrhythmus von 12h:12h eingehalten. Die Futter- und Wasseraufnahme erfolgte ad libitum.

3.5 Patienten

Im Rahmen dieser Arbeit wurden 64 Patienten mit dem MDT untersucht, davon waren 31 männlich und 33 weiblich. Das Alter lag zwischen 25 - 76 Jahren, Mittelwert und SD: 54,1 ± 11,4 Jahre. Alle Patienten befanden sich zu dieser Zeit in einer BT-Therapie, davon 48 in der eigenen universitären Einrichtung und 16 externe im Klinikum Nord in Hamburg, deren Seren freundlicherweise von Frau Dr. Adib zur AK-Untersuchung überlassen wurden. Patienten, welche Booster-Injektionen erhalten hatten, d.h. bei denen ein Interinjektionsintervall von weniger als 3 Wochen vorlag, wurden von der Studie ausgeschlossen.

37 Patienten waren aufgrund einer cerebrovaskulär bedingten Spastik in Behandlung, 4 mit einer durch MS bedingten Spastik, und weitere 8 Patienten wiesen eine Spastik anderer Ätiologie auf. Des Weiteren wurden 14 Patienten mit CD und eine Patientin mit Spannungskopfschmerz mit dem MDT untersucht. In Abb. 3 ist die Diagnoseverteilung der untersuchten Patienten graphisch veranschaulicht. Detaillierte Angaben zu den Charakteristiken der Patientenuntergruppen finden sich im Ergebnisteil.

Insgesamt wurden 34 Patienten mit Botox® und 17 mit Dysport® sowie 13 mit beiden Präparaten therapiert. Die mittlere Einzeldosis für Botox® betrug 446 ± 211 U/ml und für Dysport® 917 ± 291U/ml. Die Therapiedauer lag zwischen 3 und 31 BT-Injektionen mit einem Mittelwert von 13,2 ± 7,3 BT-Injektionen, dies entspricht einer Behandlungsdauer von 0,5 - 8 Jahren mit einem Mittelwert von 4,06 ± 1,99 Jahren. Das Interinjektionsintervall betrug 1,8 - 8,6 Monate, Mittelwert: 4,04 ± 1,36 Monate.

Die Patienten wurden ausserdem nach ihrem Responding-Verhalten unterteilt. Respondig lag bei sowohl vom Arzt als auch vom Patienten bestätigter guter BT-Wirkung vor. Eine subjektive Wirkungsreduktion wurde nur vom Patienten festgestellt ohne objektive Kriterien zu erfüllen. Ein sekundärer Wirkungsverlust im Verlauf der BT-Therapie, welcher von Arzt und Patient festgestellt wurde, wurde als sekundäres Non-Responding definiert. Bei 50 Patienten wurde ein gutes Responding festgestellt, 8 erfüllten die Kriterien eines sekundären Non-Responding und weitere 6 Patienten gaben eine subjektive Wirkungsreduktion an.

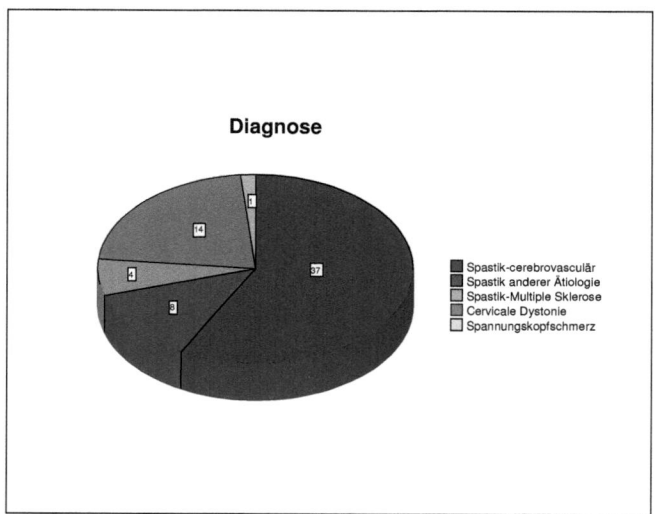

Abbildung 3: Überblick über die Diagnosen der untersuchten Patienten

3.5.1 Ethik

Die Studie wurde von der Ethikkommission des Bundeslandes Mecklenburg-Vorpommern genehmigt. Die Patienten wurden in einem Gespräch über die Untersuchungen aufgeklärt und gaben ihr Einverständnis zur Aufnahme in die Studie.

3.6 Methodik

3.6.1 Maus-Diaphragma-Test

3.6.1.1 Herstellung der Krebs-Ringer-Lösung

Nach Abwiegen der Salze auf Wägepapier erfolgte die Auflösung in dem in Tabelle 4 aufgeführten Volumen Aqua bidest in einem Erlenmeyer-Kolben. Dieser wurde auf einem erwärmten (40-50°C) Magnetrührer platziert, bis die aufgeführten Lösungsbestandteile komplett gelöst waren. Es wurden jeweils größere Mengen als Vorrat angesetzt, welche in Zentrifugenröhrchen abgefüllt und bei -20°C aufbewahrt wurden. Zur Testanwendung wurde in der Regel 1 l KR hergestellt. Dazu wurden jeweils 50 ml der NaCl und $NaHCO_3$ sowie jeweils 10 ml der KCl, $MgSO_4$, KH_2PO_4, und $CaCl_2$ Lösungen zusammengegeben und mit Aqua bidest auf 1 l aufgefüllt. Zuletzt erfolgte die Zugabe von 1,98 g Glucose. Die frisch hergestellte KR wurde nach Zugabe von Glucose bis zu einer Woche bei 4 °C zum weiteren Gebrauch aufbewahrt. Ohne die Zugabe von Glucose konnte die KR wesentlich länger aufbewahrt werden. Auf Empfehlung von Bigalke (persönliche Mitteilung) wurde im Verlauf der Untersuchungen dazu übergegangen, die KR durch gebrauchsfertige Earle`s Balanced Salts Solution (EBSS) zu ersetzen. Das war mit geringerem Arbeitsaufwand, längerer Haltbarkeit und geringerer Störanfälligkeit verbunden.

Tabelle 4: Mengenangaben zur Herstellung von 1 l Krebs-Ringer Lösung, auffüllen ad 1 l Aqua bidest und Zugabe von 1,98 g Glucose

Salz	Menge [g]	ad Aqua bidest [ml]
NaCl	6,92	50
KCl	0,35	10
$MgSO_4$	0,29	10
KH_2PO_4	0,16	10
$NaHCO_3$	2,1	50
$CaCl_2$	0,37	10

3.6.1.2 Herstellung von Botulinumtoxinverdünnungen

Eine Ampulle des BT-A der Firma List, die 10 µg BT-A enthielt, wurde mit 100µl Aqua bidest und 0,1 % Rinderserumalbumin rekonstituiert, in 50 200 µl-PCR-Reaktionsröhrchen à 2 µl aliquotiert und bei -20° C gelagert. Die erste Testserie wurde mit der Lieferung BT A_1 durchgeführt, im weiteren Verlauf wurde die zweite Lieferung BT A_2 verwendet. Zur Herstellung der BT-Verdünnungen erfolgte zunächst die Zugabe von 200 µl KR bzw. EBSS mit 0,1 % Rinderserumalbumin zu der 2 µl BT-Stammlösung mit anschließender Durchmischung auf dem Schüttler. Das Rinderserumalbum wird zur Stabilisierung des BT zugesetzt, da es die BNT Potenz um den Faktor 2 - 3 erhöht und die biologische Aktivität durch Vermeidung von Adsorption des BT an Plastik- oder Glasoberflächen erhält (Rosales et al. 2006).

Es resultierte eine Arbeitslösung mit der Konzentration von 1 µg/ml BT-A. Diese wurde für weitere Verdünnungsvorgänge verwendet. Zur Herstellung der für die BT-Dosis-Wirkungskurve erforderlichen Verdünnungen wurde wiederum KR bzw. EBSS mit 0,1 % Rinderserumalbumin verwendet. Das gleiche galt für die Antitoxin (Pferdeserum) Verdünnungen zur Erstellung der AK-Kalibrierungskurve. Nur bei der Inkubation der Patientenseren konnte auf den Albuminschutz zur BT-Stabilisierung verzichtet werden.

3.6.1.3 Organbadvorbereitung

Vor der Hemidiaphragmapräparation wurde zunächst die Messeinheit vorbereitet. Zu Beginn wurden die Organbäder mit 5ml KR bzw. EBSS gefüllt. Die Temperatur der Organbäder wurde über einen Durchlauferhitzer und Thermostat stabil bei 37° C gehalten. Die Oxygenierung und pH Einstellung von 7,4 erfolgte mit Carbogengas (95 % O_2/5 % CO_2) mit einem Druck von 0,1 bar über eine von unten in die Bäder eingefügte Belüftungsfritte. Zur Feineinstellung der Oxygenierung waren den Bädern Regulierungsnadelventile vorgeschaltet, die sowohl eine starke Schaumbildung als auch eine zu geringe Oxygenierung verhinderten. Der gesamte Versuchsaufbau mit vier Meßplätzen ist in Abbildung 4 zu sehen. Eine Inkubationszeit von mindestens 10 min zur optimalen Erwärmung, Oxygenierung und pH-Einstellung der KR bzw. EBSS wurde eingehalten. Währenddessen erfolgte die Hemidiaphragmapräparation.

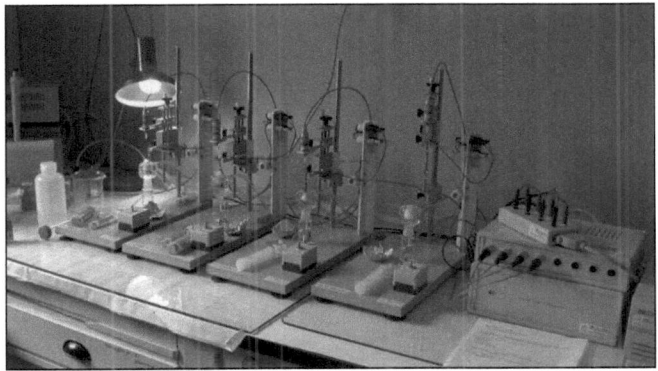

Abbildung 4: Versuchsaufbau des Gerätesystems für den Maus-Diaphragma-Test

3.6.1.4 Narkotisierung

Zur Inhalationsnarkose der Versuchstiere wurde ein mit Sevofluran® getränktes Zellstofftuch in ein dicht verschlossenes Glasgefäß gegeben. Nach einer kurzen Wartezeit zur optimalen räumlichen Verteilung des Narkosegases im Glas, wurde das Versuchstier hineingegeben und eine ausreichende Narkosetiefe (Toleranzstadium) abgewartet.

3.6.1.5 Präparation des Hemidiaphragmas

Im Anschluss an die Narkose erfolgte zunächst die beidseitige Durchtrennung der Carotiden, um ein vollständiges Ausbluten des Tieres zu erreichen und blutleere Präparationsverhältnissen zu gewährleisten.

Das Versuchstier wurde auf einer Präparationsstyroporplatte mittels Kanülen fixiert. Nach Eröffnung des Thorax wurden die Rippen beidseits bis auf den unteren Rippenbogen abgetragen. Danach erfolgte auf beiden Seiten die Lungenflügelentfernung mit Darstellung des rechten und linken N. phrenicus, welcher durch das Mediastinum rechts entlang der Vena cava superior und links über das Herz verläuft, um dann beidseits in das Zwerchfell zu inserieren. Der Nerv wurde auf beiden Seiten möglichst weit proximal (um mindestens 1 cm Nerv vom Diaphragma ausgehend zu erhalten) mit einem Nähgarnfaden fixiert und abgesetzt. Zur Verhinderung einer Austrocknung wurden beide Nervpräparate mit den zuvor abpräparierten Lungenflügel bedeckt.

Im Anschluss daran wurde das Hemidiaphragma präpariert. Von abdominal wurde das Peritoneum eröffnet. Es erfolgte die sagittale Durchtrennung des Diaphragmas in Richtung Wirbelsäule, so dass auf beiden Seiten ein etwa keilförmiges Präparat entstand. Die Spitze wurde von dem Centrum tendineum gebildet, und die Diaphragmabasis wurde mit dem unteren Rippenbogen aufgespannt. Mittig in das Hemidiaphragma inserierte der Nervus phrenicus. Im Ergänzung zu den bisher beschriebenen Links-Nerv-Hemidiaphragma-Präparaten (Bülbring 1946, Habermann et al. 1980, Göschel et al. 1997, Wohlfahrt et al. 1997, Wohlfahrt et al. 2004) konnten erstmalig auch Rechts-Nerv-Hemidiaphragmata mit gleicher Qualität und vergleichbaren Ergebnissen präpariert und verwendet werden. Damit konnte die Anzahl der Versuchstiere halbiert werden.

3.6.1.6 Messung der halbmaximalen Paralysezeit

Das Hemidiaphragma wurde mit einer Metallklammer am Centrum tendineum fixiert, welches mit einem dünnen Aufhängedraht verbunden war. Dieser Draht wurde in einen Kraftsensor (Transducer) eingehängt. Über den Sensor erfolgte die Übertragung der Kraftsignale des Präparates (gemessen in mN).

Der untere Rippenbogen, an dem das Diaphragma aufgespannt war, wurde zur Fixierung über einen Haken gespannt. Über den Nähgarnfaden, an dem der Nervus phrenicus befestigt war, wurde der Nerv durch eine Ringelelektrode gezogen. Das so zwischen Haken und Sensor fixierte Diaphragma wurde in das Organbad mit KR bzw. EBSS eingetaucht.

Die Vorspannung wurde auf etwa 5 mN eingestellt, um zum einen eine maximale Kontraktion zu gewährleisten und zum anderen eine Überdehnung des Muskelpräparates zu verhindern. Eine kontinuierliche indirekte Stimulation über den in der Ringelektrode liegenden Nerv erfolgte mit einer supra-maximalen Reizamplitude von 5 mV, einer Reizfrequenz von 1 Hz und einer Reizdauer von 0,1 ms (Wohlfahrth et. al 1997). Die kontinuierliche Aufzeichnung der isometrischen Maximalkontraktionswerte und der Vorspannungswerte über das FMI VitroDat 2.61-Programm resultierte in zwei Kurven, deren Abstand die Kontraktionskraft in mN anzeigte.

Ein Flüssigkeitswechsel des Organbades erfolgte nach einer mindestens 10-minütigen Äquilibrierungsphase des Präparates im Organbad bzw. nach einer mindestens 10-minütigen konstanten Kontraktion, d.h. parallel verlaufenden Kontraktionskurven.

Nach Zugabe von BT-Lösungen unterschiedlicher Konzentration in das Organbad, pro Bad 5 ml mit 0,1 % Rinderserumalbumin, wurde die Nerv-Muskelüberleitung gehemmt. Die Muskelparalyse zeigte sich in einer Kontraktionsabnahme, das heißt die Kurve mit Maximalkontraktion näherte sich der Vorspannung an bis zur vollständigen Paralyse. Allerdings ist zunächst nach Zugabe des BT für ca. 20 - 30 min weiterhin eine stabile Kontraktion zu beobachten, die danach je nach BT-Konzentration schneller oder langsamer abnimmt. Zur Testauswertung wurde die halbmaximale Paralysezeit (PZ) verwendet (siehe Abb. 5).

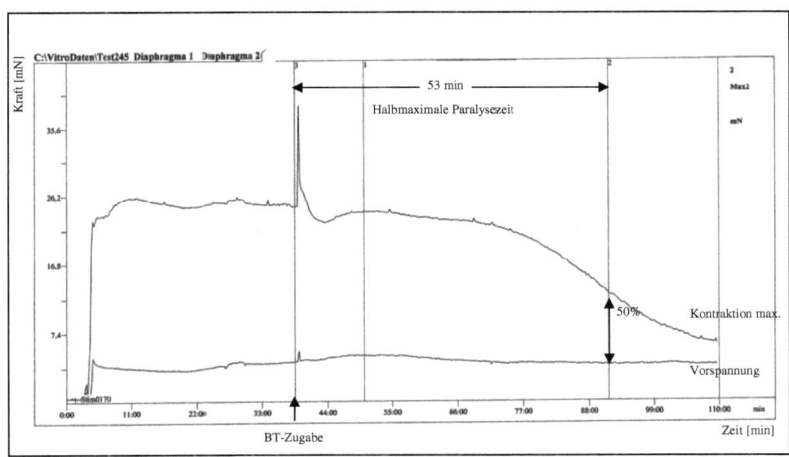

Abbildung 5: Hemidiaphragma-Kontraktionskurve nach BT-Zugabe

3.6.1.7 Dosis-Wirkungskurve

Zur Ermittlung der optimalen BT-Konzentration, die eine halbmaximale PZ von ca. 60 min (Göschel et al. 1997) auslösen sollte, wurden die PZ von unterschiedlichen BT-Konzentrationen bestimmt. Für die erste BT-Lieferung (A_1) wurden die PZ der Konzentrationen 10,0; 2,0; 1,0 und 0,5 ng/ml ermittelt. Da das BT der zweiten Lieferung (A_2) sich als etwas wirksamer erwies, wurden dafür die Messungen mit Konzentrationen von 2,0; 1,0; 0,5 und 0,25 ng/ml durchgeführt. Aus den ermittelten halbmaximalen PZ wurde jeweils für BT-A_1 und BT-A_2 eine Dosis-Wirkungskurve erstellt, die zur Bestimmung der optimalen BT-Konzentration für die AK-Bestimmung benutzt wurde.

3.6.1.8 Herstellung von Antikörperverdünnungen

Zur Erstellung einer Kalibrierungskurve für den AK-Titer wurden entsprechende AK-Verdünnungen hergestellt. Zunächst erfolgte die Aufteilung der 5ml Pferdeserum mit einer Konzentration von 500 U/5ml (= 100 U/ml) BT-A-AK auf 10 Eppendorf-Röhrchen à 0,5 ml. Diese Stammlösung wurde bei -20° C gelagert. Vor Gebrauch folgten zwei weitere Verdünnungsschritte.

Im ersten Schritt erfolgte eine Verdünnung von 1:100 mit einer resultierenden Konzentration von 1 U/ml. Dazu wurden 10 µl Stammlösung mit 1 ml KR bzw. EBSS 0,1 % Rinderserumalbumin gemischt. Im zweiten Verdünnungsschritt wurde die zu messende AK-Endkonzentration hergestellt. Z. B. wurden zur Herstellung einer Verdünnung von 10^{-3} U/ml 10 µl der 1 U/ml-Verdünnung zu 10 ml KR bzw. EBSS mit 0,1 % Rinderserumalbumin gegeben. Weitere Verdünnungen, die in 3.6.1.9 aufgeführt sind, wurden analog hergestellt.

3.6.1.9 Inkubation mit Antikörperseren

Um eine AK-Bestimmung mit Titerangabe im Patientenserum vornehmen zu können, musste zunächst eine Kalibrierungskurve mit verschiedenen AK-Verdünnungen erstellt werden. Dazu wurden die AK-Verdünnungen mit BT-Lösungen so versetzt, dass Endkonzentrationen von 2 ng/ml BT-A_1 bzw 1 ng/ml BT-A_2 resultierten. Um eine vollständige Bindung der Antiköper an die BT-Moleküle zu garantieren, wurden die Ansätze für eine Stunde im Wärmebad bei 37° C inkubiert, bevor sie zum Badtausch des Hemidiaphragmapräparates benutzt wurden. Abb. 6 illustriert das Beispiel einer Kontraktionskurve mit einer Badlösung, die BT und eine niedrigtitrige BT-AK-Lösung enthält.

3.6.1.10 Erstellung der Kalibrierungskurven

Zur Erstellung der BT-AK-Titer-Kurven erfolgte für BT-A_1 die Messung folgender BT-AK-Konzentrationen: 10^{-4}, 5×10^{-4}, 10^{-3}, $2,5 \times 10^{-3}$, 5×10^{-3} und 10^{-2} U/ml, für BT-A_2 von folgenden BT-AK-Konzentrationen: 10^{-4}, 5×10^{-4}, 10^{-3}, $2,5 \times 10^{-3}$, 5×10^{-3} und $7,5 \times 10^{-3}$ U/ml. Aus den ermittelten halbmaximalen PZ konnten für BT-A_1 und BT-A_2 Kalibrierungskurven erstellt werden.

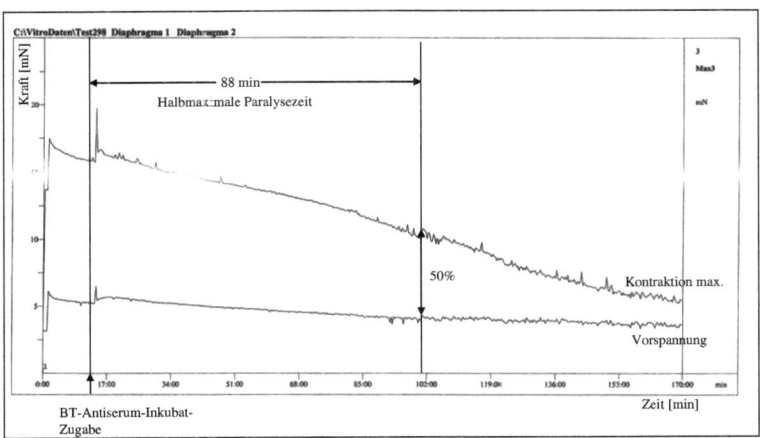

Abbildung 6: Kontraktionskurve nach Zugabe von mit AK inkubiertem BT

3.6.1.11 Dialyse der Patientenseren

Nach der Blutentnahme vom Patienten (mindestens 27 ml venöses Vollblut) erfolgte zunächst eine mindestens einstündige Inkubation bei Raumtemperatur, um eine vollständige Koagulation des Blutes zu gewährleisten. Anschliessend wurde das Serum durch 10-minütige Zentrifugation bei 1000 x g gewonnen. Das Zielvolumen der Seren betrug ca. 10 ml, um gegebenenfalls eine Doppelbestimmung vornehmen zu können. Die Seren wurden bei -20° C eingefroren.

Um eventuell im Serum vorhandene Hemmfaktoren, die die PZ beeinflussen könnten, zu entfernen, wurden die Seren vor dem MDT dialysiert. Dazu wurden sie in Dialyseschläuche gefüllt. Die Dialyse erfolgte gegen KR bzw. EBSS im Verhältnis 1:20 bei Raumtemperatur auf einem Minirührer. Nach einer Stunde wurde die Dialyselösung entfernt und gegen eine neue ausgetauscht. Ein weiterer Dialysevorgang erfolgte für 12 Stunden bei 4° C im Kühlschrank. Nach Beendigung der Dialyse wurden die Seren entweder erneut bei -20° C aufbewahrt oder direkt zur Analyse verwendet.

3.6.1.12 Inkubation der Patientenseren mit Botulinumtoxin

Um die BT-AK-Titerbestimmung vornehmen zu können, musste zunächst den dialysierten Patientenseren das BT zugesetzt werden. Unter Verwendung von BT-A_1 wurde eine

Konzentration im Serum von 2 ng/ml, bei BT-A_2 von 1 ng/ml hergestellt. Die mit BT versetzten Patientenseren wurden für 1 Stunde bei 37° C inkubiert, um bei vorhandenen BT-AK eine vollständige Antigen-AK-Reaktion zu ermöglichen.

3.6.1.13 Messung der Antikörpertiter

Nach der Inkubation erfolgte der Austausch der Lösung im Organbad mit dem bereits präparierten und kontraktionsstabilisierten Hemidiaphragma gegen das BT-vorinkubierte Patientenserum.

Hierbei war darauf zu achten, dass eine optimale Oxygenierung erhalten blieb. Aufgrund des hohen Proteingehaltes der Seren trat eine stärkere Schaumbildung auf, die zum Serumverlust führen konnte. Auf der anderen Seite musste eine ausreichende Oxygenierung gesichert sein, um eine kontinuierliche Kontraktion und einen konstanten pH-Wert zu gewährleisten.

Die Messung der PZ erfolgte ab dem Zeitpunkt der Serumzugabe. Dabei war die gemessene PZ mit steigender AK-Konzentration verlängert und wies einen flacheren Kurvenverlauf ohne steilen Abfall „BT-Knick" auf, der für den BT-Effekt typisch ist. Bei einer PZ von >180 min wurde die Messung abgebrochen und eine erneute Bestimmmung mit 1:2 verdünntem Serum vorgenommen. Die PZ verlängert sich in Abhängigkeit vom BT-AK-Gehalt der Patientenseren, so dass aus den zuvor erstellten Kalibrierungskurven eine BT-AK-Titerangabe abgeleitet werden konnte.

3.6.2 Extensor-Digitorum-Brevis-Test

Um die Korrelation zwischen den dem MDT und EDB-Test zu ermitteln, wurde bei 19 Patienten neben dem MDT auch der EDB-Test durchgeführt. Nach dem Prinzip eines Oberflächen-EMG erfolgte die Anwendung eines Multiliner Myographen (konstante Zeit, 20 ms; 3-kHz Reduzierungsfilter), welcher per transcutaner Nervstimulation des Nervus peroneus zur Erzeugung von MSAP des EDB-Muskels verwendet wurde.

Um Verbreitungen des MSAP zu vermeiden, wurde eine Hauttemperatur von ca. 32°C sichergestellt. Eine selbstklebende Ableitelektrode wurde über der Endplattenregion des EDB-Muskels unter Verwendung von Elektrodengel angebracht. Am lateralen Fußrand im Bereich des Metatarsophalangealgelenkes V erfolgte die Befestigung der Referenzelektrode. Die Erdelektrode wurde mit einem Klettband im Bereich der Sprunggelenkregion befestigt. Die bipolare Oberflächenreizelektrode wurde entlang des Nervenverlaufes auf das gut tastbare

Caput fibulae gesetzt, so dass der Nerv über die darüberliegende Kathode (distal) stimuliert wurde.

Zur Garantierung einer supramaximalen Stimulation, d. h. vollständige Depolarisierung aller Motoneurone des Muskels, wurde nach Erreichen des maximal negativen MSAP-Peaks eine weitere Spannungserhöhung um 20 % vorgenommen. Auf jeder Seite wurden Peak-to-peak Amplituden gemessen und die Maximalantwort aus fünf Versuchen dokumentiert.

Anschließend wurde eine Ampulle mit BT-A (Botox® (100 U) oder Dysport® (500 U)) mit 1ml NaCl-Lösung rekonstituiert und 40 U Botox® bzw. 200 U Dysport® in zwei geteilten Dosen in den rechten oder linken EDB-Muskel injiziert. Eine erneute MSAP Messung erfolgte unter denselben Bedingungen wie die Erstmessung nach 4 Wochen (± 1 Woche). Bei positivem BT-Effekt war im Seitenvergleich eine deutliche Amplitudenreduzierung (>50 %) zu registrieren (Abbildungsbeispiel in 4.2.2). Zur Auswertung wurde die CMAP-Ratio prä und post injectionem herangezogen, ein Quotient aus dem MSAP des BT-injizierten Muskels/MSAP des nicht injizierten Muskels. Dieser eliminiert die Differenzen der Elektrodenplatzierung und des Hautwiderstandes. Aus den errechneten Werten wurde die prozentuale Reduktion der CMAP-Ratios von prä zu post injectionem berechnet und als CMAP-Change bezeichnet.

Eine Gruppe von 10 gesunden freiwilligen Testpersonen wurde zuvor zweimal im Zeitraum von 7 bis 21 Tagen ohne Injektion untersucht. Diese Messungen dienten zur Beurteilung der Variabilität der Amplitudenmessung in Wiederholungsuntersuchungen.

3.6.3 Musculus-Frontalis-Test

Bei 36 Patienten, die aufgrund von Tranportschwierigkeiten nicht nach 4 Wochen wieder einbestellt werden konnten, wurde zur Überprüfung der Korrelation mit dem MDT der MFT durchgeführt. Die gleichzeitige Durchführung von MFT und EDB-Tests war nur bei 8 Patienten möglich.

Zur Durchführung der MFT wurden die Patienten aufgefordert, die Stirn zu runzeln, so dass die Stirnregion auf transversale Faltenbildung überprüft und fotografisch dokumentiert werden konnte. Eine Ampulle mit BT-A (Botox® (100 U) oder Dysport® (500 U)) wurde mit 1 ml NaCl-Lösung rekonstituiert und 10 U Botox® bzw. 50 U Dysport® in zwei geteilten Dosen in den rechten oder linken Musculus frontalis injiziert. Die Patienten wurden darüber informiert, dass eine positive Reaktion in einem faltenfreien Areal von mindestens 3 cm

Durchmesser und einer Asymmetrie des Stirnrunzelns und der Augenbrauenheber resultiert. Eine positive Reaktion entspricht einer uneingeschränkten BT-Wirkung ohne Hinweise auf das Vorliegen von AK, wohingegen bei einem positiven Testergebnis im Sinne des AK-Nachweises diese Reaktion fehlt bzw. vermindert ist.

Die Injektionsreaktion wurde nach 4 Wochen (± 1 Woche) telefonisch erfragt bzw. fotografisch dokumentiert (Abbildung 7). Als positive Reaktion wurde eine Asymmetrie der Augenbrauenelevation oder der Stirnfalten bis zu ihrem vollständigen Verlust bewertet. Dagegen galt die Reaktion als negativ bei symmetrischer Augenbrauenelevation oder regulärer Musculus-Frontalis-Kontraktion mit Stirnfaltenbildung.

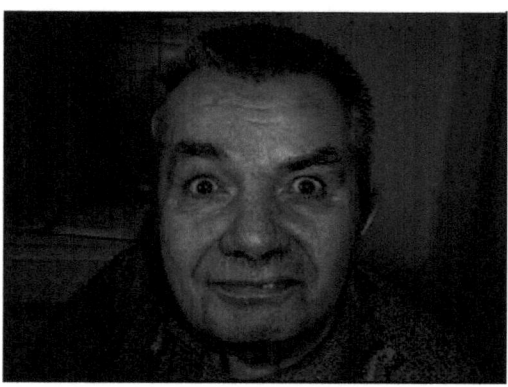

Abbildung 7: Positive Musculus-Frontalis-Reaktion, Patient 4 Wochen nach M.-frontalis-Injektion links, Stirnfaltenreduktion links, Elevationsschwäche der Augenbraue links

4 Ergebnisse

4.1 Botulinumtoxin-Dosisfindung und Antikörper-Kalibrierungskurven

Zu Beginn des Ergebnisteils werden Beobachtungen und Problembehandlungen zum Versuchsverlauf angeführt, die der Optimierung und Verringerung der Störanfälligkeit des Tests und der Kalibrierung der AK-Messung dienten.

Zum Erlernen der Präparation sowie des Umgangs mit den Apparaturen und des Austestens des Kontraktionsverhaltens der Diaphragmen wurden zunächst Testserien mit Nativpräparaten durchgeführt. Diese zeigten, dass eine konstante Kontraktion über mindestens vier Stunden möglich ist, so dass eine Verwendung zur Messung von hohen AK-Konzentrationen sichergestellt werden konnte. Allerdings wurde wie von Göschel et al. (1997) empfohlen bei hohem AK-Titer die Messung nach 180 min abgebrochen und eine Wiederholung der Messung mit Serum-Verdünnung von 1:2 vorgenommen.

Die bisher in der Literatur nicht beschriebene Präparation des rechten Hemidiaphragmas zeigte im Vergleich zur Links-Nerv-Hemidiaphragma-Präparation gleichwertige Ergebnisse. Somit konnte dieses Präparationsverfahren neu etabliert werden.

Unter der Messung traten häufig Oxygenierungsprobleme auf, die nur durch kontinuierliche Kontrolle und Beobachtung korrigiert werden konnten. Eine Hauptursache bestand in der Schaumbildung durch den Albuminzusatz. Sie konnte vermindert werden, indem albuminhaltige Lösungen nur in Anwesenheit von BT verwendet wurden, wodurch sich die Zeit der Schaumbildung reduzierte. Verschiedene Probleme mit der selbst hergestellten KR konnten durch Verwendung von EBSS umgangen werden. Ein Versuch mit einer Präinkubation mit Dithiothreitol (DTT) zur Reaktivierung von BT-A zeigte keine verbesserten Ergebnisse.

Laborinterne Tests bezogen auf die Haltbarkeit der Testansätze ergaben in Übereinstimmung mit Literaturangaben (Sloop et al. 1997), dass die Wirkung der ersten BT-Verdünnung nach 1 Woche bei 4° C gleich bleibt. Ebenso ist das BT-A-AK Pferdeserum bei 4°C über mindestens 4 Wochen verwendbar. Die Haltbarkeit der KR und EBSS unter Zusatz von Glucose wurde bei 4° C für 1 Woche bestätigt, eine längere Verwendung aber sicherheitshalber vermieden. Auf die Einhaltung des Maximalgewichtes der Versuchstiere musste geachtet werden, da eine Gewichtsüberschreitung die Diaphragma-Sensitivität für BT herabsetzte.

Bei Präparaten mit sehr starker Kontraktion (>60 mN) setzte häufig eine schnellere Ermüdung mit Kontraktionsabfall ein. Ideale Ausgangskontraktionen mit langer Stabilität konnten im Bereich 15-30 mN beobachtet werden. Ein häufig eintreffendes Ansteigen der Vorspannung, wahrscheinlich durch Adaptionsschwierigkeiten des Präparates an die Lösung oder Oxygenierung, konnte teilweise durch Nachregulierung behoben werden. Falls auch dadurch keine Verbesserung eintrat, wurde das Präparat nicht zur Versuchsdurchführung verwendet.

4.1.1 Botulinumtoxin-Dosis-Wirkungskurven

Zur Bestimmung der optimalen BT-Konzentration der ersten BT-Lieferung (BT-A_1) für die AK-Messung, wurden Testserien mit den in Tabelle 5 aufgeführten BT-Verdünnungen zur Ermittlung der halbmaximalen PZ durchgeführt.

Tabelle 5: Messergebnisse der Dosis-Wirkungskurve für BT-A_1

BT-Konzentration [ng/ml]	10,00	2,00	1,00	0,50
Anzahl [n]	2	23	1	3
Mittelwert [min]	43	51,4	55	57
Median [min]	43	52	55	60
SD [min]	6,4	5,2	0,0	5,8

Aus den gemessenen halbmaximalen PZ wurde die BT-Konzentration für BT-A_1 von 2ng/ml mit folgender mittlerer halbmaximaler PZ und SD: **51 ± 5,2 min** und einem Wertebereich von **46,8 - 56,2 min** für die BT-AK-Bestimmung gewählt. In Abbildung 8 ist die ermittelte Dosis-Wirkungskurve für BT-A_1 einschliesslich eines linearen Kurvenfitting dargestellt.

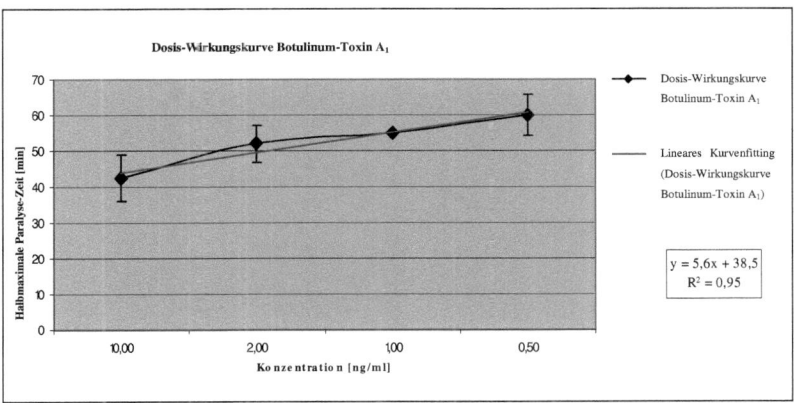

Abbildung 8: Dosis-Wirkungskurve zur Ermittlung der Dosis für die AK-Bestimmung mit der BT-A$_1$-Lieferung

Nach Verbrauch der BT-A$_1$ Lösung wurden die Messungen mit einer neuen Lieferung (BT-A$_2$) fortgesetzt. Wie aus Tabelle 6 ersichtlich, hatte die Konzentration von 2 ng/ml BT A$_2$ eine stärkere Wirkung als 2 ng/ml BT-A$_1$ (halbmaximale PZ 46 min versus 51 min).

Tabelle 6: Messergebnisse der Dosis-Wirkungskurve für BT-A$_2$

BT-Konzentration [ng/ml]	2,00	1,00	0,50	0,25
Anzahl [n]	14	15	14	3
Mittelwert [min]	46	57	65	86
Median [min]	46	57	64	83
SD [min]	3,2	5,8	9,1	6,7

Deshalb wurde hier die Konzentration von 1 ng/ml mit einer halbmaximalen PZ von **57,1 ± 5,8 min** für die AK-Bestimmung gewählt. Der Wertebereich betrug **51,3 - 62,9 min** und liegt damit etwas höher als für BT-A$_1$. Der wesentlich niedrigere Wertebereich für die Konzentration 2 ng/ml BT-A$_2$ ließ aber befürchten, daß niedrigtitrige AK-Konzentrationen in Patientenseren bei dieser BT-Konzentration nicht erfasst würden. In der Abbildung 9 ist die Dosis-Wirkungskurve für BT-A$_2$ einschließlich eines linearen Kurvenfittings dargestellt.

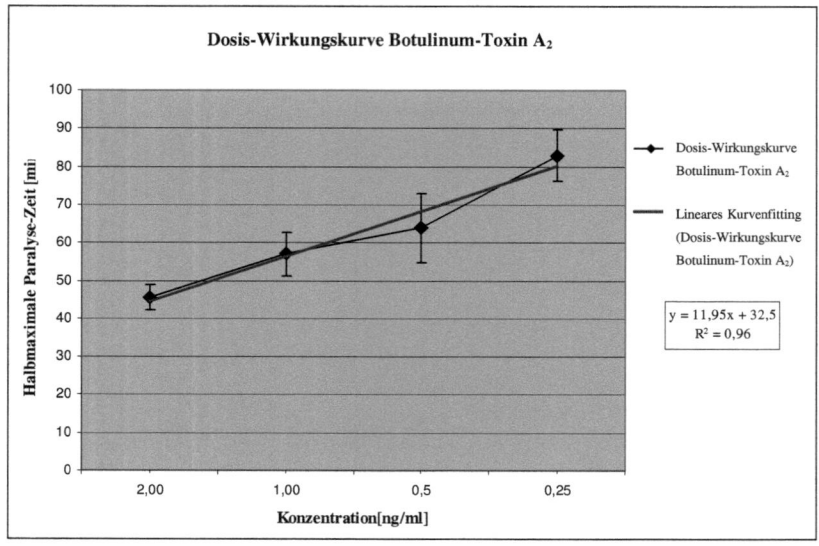

Abbildung 9: Dosis-Wirkungskurve zur Ermittlung der Dosis für die AK-Bestimmung mit der BT-A$_2$-Lieferung

4.1.2 Antikörper-Kalibrierungskurven

Zur Erstellung der Kalibrierungskurve für die AK-Bestimmung in Patientenseren wurden die PZ von aufsteigenden Pferdeserum-AK-Konzentrationen mit BT wie in 3.6.1.8-10 beschrieben gemessen.

4.1.2.1 Antikörper-Kalibrierungskurve für Botulinum-Toxin A$_1$

Mit BT-A$_1$ in der Konzentration von 2 ng/ml wurden insgesamt 60 PZ-Messungen mit den in Tabelle 7 aufgeführten Pferdeserum-AK-Konzentrationen durchgeführt und die resultierende AK-Titerkurve erstellt (Abb. 10).

Tabelle 7: Messergebnisse zur Erstellung der AK-Kalibrierungskurve mit BT-A_1

Anti-BT-A_1-Konzentration [U/ml]	Anzahl [n]	Halbmaximale PZ Mittelwert [min]	Halbmaximale PZ SD [min]
10^{-4}	5	59	6,7
5×10^{-4}	11	68	6,7
10^{-3}	15	74	8,7
$2,5 \times 10^{-3}$	9	94	17,8
5×10^{-3}	13	103	16,8
10^{-2}	7	≥ 180	0,0

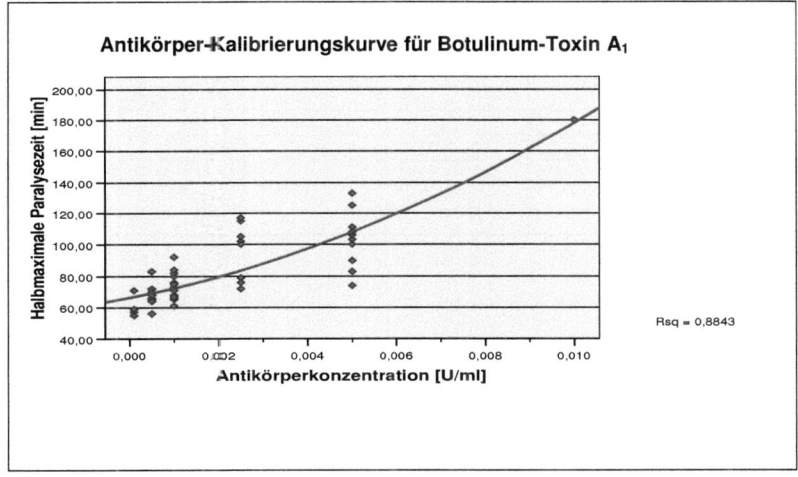

Abbildung 10: AK-Kalibrierungskurve-Kurve für BT-A_1, Anwendung bis zu Patientenserum Nr. 32

Aus den gemessenen Werten wurde ein quadratischer Regressionskoeffizient von 0,8843 ermittelt. Die Formel zur Errechnung der AK-Konzentration ist aus der quadratischen Gleichung der Regression abgeleitet worden. Für Patienten, deren Messung mit BT-A_1 durchgeführt wurde, wurde folgende Formel angewendet:

AK-Konzentration [U/ml] = $-4,8 \cdot 10^{-3} + \sqrt{(2,3 \cdot 10^{-5} \cdot (66,4 - PZ/571736))}$

Die Formel wurde zur Errechnung der AK-Konzentration bei den Patientenseren Nr. 1-32 angewendet. Die Patientenseren Nr. 8 und Nr. 10-19 wurden für eine andere Studie verwendet.

4.1.2.2 Antikörper-Kalibrierungskurve für Botulinum-Toxin A_2

Zur Erstellung der AK-Kalibrierungskurve mit BT-A_2 in der Konzentration von 1 ng/ml wurden 53 Messungen mit den in Tabelle 8 aufgeführten Pferdeserum-AK-Konzentrationen durchgeführt.

Tabelle 8: Messergebnisse zur Erstellung der AK-Kalibrierungkurve mit BT-A_2

Anti-BT-A_2-Konzentration [U/ml]	Anzahl [n]	Halbmaximale PZ Mittelwert [min]	Halbmaximale PZ SD [min]
10^{-4}	10	66	8,4
5×10^{-4}	12	87	5,8
10^{-3}	9	96	8,7
5×10^{-3}	11	113	10,5
$7,5 \times 10^{-3}$	7	151	14,7
10^{-2}	4	≥180	0,0

Die resultierende AK-Kalibrierungs-Kurve ist in Abbildung 11 dargestellt. Der quadratische Regressionskoeffizient beträgt 0,876.

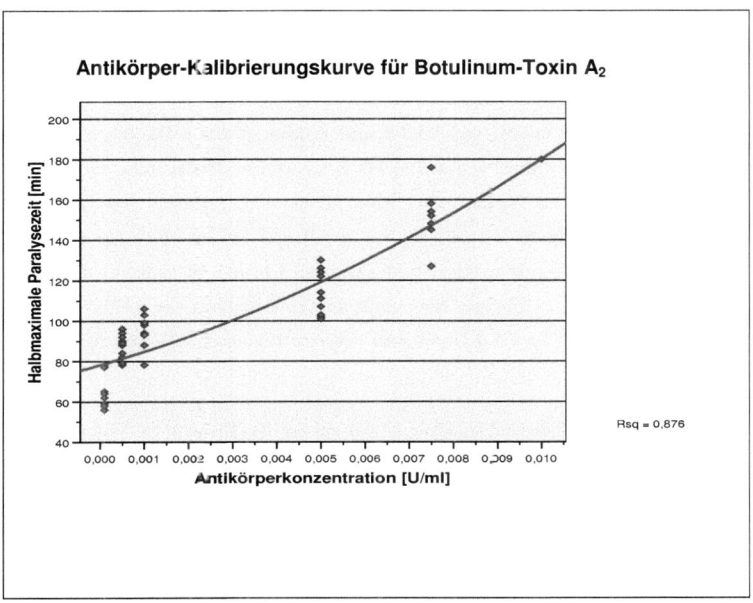

Abbildung 11: AK-Kalibrierungskurve für BT-A$_2$, Anwendung ab Patientenserum Nr. 33

Mit Hilfe der Adaptation der Messwerte an eine quadratische Gleichung wurde folgende AK-Konzentrations-Formel für BT-A$_2$ abgeleitet:

AK-Konzentration [U/ml] = $-7,8 \cdot 10^{-3} + \sqrt{(6,1 \cdot 10^{-5} \cdot (78,2 - PZ/398239,6))}$

Diese Formel wurde zur Errechnung der AK-Konzentrationen der Patientenseren Nr. 33-90 angewendet. Die Patientenseren-Nr. 72-84 wurden für eine andere Studie verwendet.

4.2 Ergebnisse der Patientenuntersuchung

4.2.1 Antikörperbestimmung im Maus-Diaphragma-Test

Die quantitative AK-Konzentrationsbestimmung der Patientenseren wurde generell mit dem MDT vorgenommen.

4.2.1.1 Ergebnisse von Spastikpatienten

Im Rahmen dieser Arbeit wurden insgesamt 49 Spastikpatienten mit dem MDT untersucht, 27 männliche und 22 weibliche Patienten, davon 37 Patienten mit cerebrovasculär bedingter Spastik, 4 Patienten mit MS und 8 mit Spastik anderer Ätiologie. Das durchschnittliche Alter betrug 55,3 ± 11,6 (Mittelwert ± SD) Jahre. Es wurden 28 Patienten mit Botox®, 14 mit Dysport® und 7 im Verlauf mit beiden Präparaten therapiert. Die durchschnittliche Injektionsanzahl lag für Botox® bei 9,4 ± 4,0 und für Dysport® bei 13,9 ± 8,1. Die Behandlungsdauer betrug zwischen 6 Monaten und 8 Jahren. Dabei betrug die mittlere Dosis für Botox® 455,2 ± 181,9 U mit einer mittleren Kumulativdosis von 4.171,4 ± 2.050,7 U und für Dysport® 1.039,7 ± 228,7 U mit einer mittleren Kumulativdosis von 14.032, 9 ± 7.566,2 U.

Alle untersuchten Patienten sprachen primär auf die BT-Therapie an. Von den 49 Patienten war ein Patient als sekundärer Non-Responder bekannt und vier weitere Patienten gaben eine subjektive Wirkungsreduktion an, die bis zum Zeitpunkt der MDT-Durchführung nicht näher abgeklärt war.

Tabelle 9: Charakteristika und Testergebnisse aller im MDT positiv getesteten Spastikpatienten

Pat-Nr.	26	29	33	45	60
Geschlecht	W	W	M	M	M
Alter	41	66	49	58	25
Diagnose	cS	cS	cS	cS	aS
Präparat	B	B/D	D	D	B/D
Anzahl Injektionen Dysport	.	8	24	12	11
Anzahl Injektionen Botox	8	14	.	.	6
Anzahl Injektionen gesamt	8	22	24	12	17
Therapiedauer (Jahre)	3	7	7	5	5
Mittleres Interinjektionsintervall (Monate)	4,5	3,8	3,5	5	3,5
Kumulativdosis Dysport® [U]	.	8000	24000	16900	16390
Kumulativdosis Botox® [U]	3000	2800	.	.	5460
mittlere Dosis Dysport® [U]	.	1000	1000	1408	1490
mittlere Dosis Botox® [U]	375	200	.	.	910
EDB-Reaktion		positiv	grenzw. pos.		.
MFT-Reaktion	positiv			negativ	negativ
MDT-Nr.	188	204	205	206	245
PZ [min]	68	67	85	79	82
AK-Titer [mU/ml]	0,28	0,1	1,04	0,14	0,6
Responding	1	1	2	4	4

aS= Spastik, andere Ätiologie, B= Botox®, cS= Spastik, cerebrovasculär D= Dysport®, M= männlich, W= weiblich. 1= Responder, 2= sekundärer Non-Responder, 4= subjektive Wirkungsreduktion

Im Ergebnis der MDT wurde nur bei einem Patienten ein AK-Titer >1 mU/ml nachgewiesen, ein Patient hatte einen Titer von 0,6 mU/ml und drei Patienten einen Titer <0,3 mU/ml (Tabelle 9). Von den fünf positiv getesteten Patienten wurden vier länger (≥5 Jahre) als der Durchschnitt (4 ± 2 Jahre) therapiert, davon 3 mit überdurschnittlicher Anzahl an Gesamtinjektionen (>17). Diese drei Patienten unterschritten ebenfalls das mittlere Interinjektionsintervall von 4 ± 1,4 Monaten. Des Weiteren überschritten sie die mittlere Einzeldosis von 920 ± 277 U von Dysport®.

Zwei der Patienten mit niedrigem Titer zeigten ein gutes Responding sowie eine positive Reaktion, d.h. keinen AK-Nachweis im EDB-Test bzw. im MFT. Die anderen drei Patienten wurden entweder durch ein sekundäres Non-Responding oder durch eine subjektive Wirkungsreduktion auffällig. EDB- bzw. MFT-Reaktionen fielen negativ bzw. grenzwertig aus und korrelierten daher mit dem verminderten Responding.

Die AK-Frequenz für alle Spastikpatienten in Verbindung mit kompletten Therapieversagen betrug daher 2 % (1 von 49). Werden auch die niedrig-titrigen Seren bei Patienten mit Wirkungsreduktion oder gutem Responding miteinbezogen, folgt eine AK-Frequenz von 9,6 % (5 von 49).

4.2.1.2 Ergebnisse von Patienten mit cerebrovasculärer Spastik

Bei 37 der mittels MDT untersuchten 49 Spastikpatienten hatte sich die Spastik aufgrund eines cerebrovasculären Ereignisses entwickelt. Von diesen Patienten waren 22 (59,5 %) männlich und 15 (40,5 %) weiblich. Das durchschnittliche Alter lag bei 58,4 ± 10,5 (Mittelwert ± SD) Jahren (Tabelle 10). Mit Botox® allein wurden 19 (51,4 %) Patienten therapiert und Dysport® allein 13 (35,1 %), mit beiden Präparaten 5 (13,5 %). Die durchschnittliche Anzahl an Injektionen betrug für Botox® 9,7 ± 4,2 und für Dysport® 13,0 ± 6,8, bei einer mittleren Einzeldosis von Botox® von 415,8 U ± 124,1 U und einer mittleren Einzeldosis von Dysport® von 1.026,2 U ± 218,3 U. Dass die mittlere Gesamtinjektionszahl ebenso hoch ist wie für Dysport® allein, nämlich 13 ± 7 (Tabelle 10), liegt an den 5 mit beiden Präparaten behandelten Patienten. Die durchschnittliche Kumulativdosis von Botox® lag bei 3.927,1 U ± 1.871,5 U und von Dysport® bei 13.838,9 U ± 8.028,5 U.

Tabelle 10: Gesamtübersicht der Behandlungscharakteristika von Patienten mit cerebrovasculärer Spastik

Parameter	Mittelwert ± SD	Intervall
Alter zu Therapiebeginn (Jahre)	58 ± 11	38 - 76
Therapiedauer (Jahre)	4,4 ± 1,9	1 - 8
Anzahl der Injektionen	13 ± 7	3 - 31
Interinjektionsintervall (Monate)	4,4 ± 1.4	1,8 - 8,6
Dosis pro Behandlung		
Botox (Units)	416 ± 124	200 - 700
Dysport (äquivalente Units)	1026 ± 218	571 - 1470
Kumulativdosis		
Botox (Units)	3927 ± 1871	600 - 8000
Dysport (äquivalente Units)	13838 ± 8028	1000 - 26000

Wie bereits im vorherigen Abschnitt beschrieben und in Tabelle 9 aufgeführt, wurden bei 4 Patienten BT-A-AK im MDT nachgewiesen, wobei drei dieser Patienten einen Titer von <0,5 mU/ml und ein Patient einen AK-Titer von >1 mU/ml aufwiesen.

Bei dem Patienten mit dem AK-Titer von >1 mU/ml bestand bis zum Untersuchungszeitpunkt der Verdacht auf ein sTV. Damit übereinstimmend war die EDB-Reaktion hier nur grenzwertig positiv, d.h. es gab Anzeichen auf ein AKTV. Dieser Patient wich in vielen der erhobenen Parameter vom Durchschnitt der untersuchten Patientengruppe ab. Das Alter bei Therapiebeginn lag deutlich unter dem Durchschnitt, ebenfalls zählte er zu den sehr jungen therapiebedürftigen Patienten mit cerebrovasculärer Spastik. Die Therapiedauer lag mit 7 Jahren über dem Durschnitt (4 ± 2 Jahren), ebenfalls die Gesamtzahl der Injektionen (24), welche durchschnittlich 13 ± 7 betrug. Die Kumulativdosis von 24.000 U Dysport® war die zweithöchste in der Patientengruppe. Das Interinjektionsintervall lag mit 3,5 Monaten unter dem Durchschnitt (4 ± 1,4 Monate).

Bei zwei der drei Patienten mit niedrigem AK-Titer lag ein normales Responding vor und die EDB- bzw. MFT-Reaktionen waren jeweils positiv, d.h. es ergaben sich in vivo keine Hinweise auf AKTV. Der dritte Patient mit niedrigem AK-Titer gab eine subjektive Wirkungsreduktion an, und die MFT-Reaktion war dazu korrespondierend negativ.

Mit dem klinischen Responding korrelierte das Ergebnis des MDT nur bei 2 der 4 positiv getesteten Patienten. Die Ergebnisse des MFT und des EDB-Tests stimmten hingegen in allen 4 Fällen mit den Responding-Angaben überein.

Zusammenfassend ergibt sich im MDT eine AK-Frequenz von 11 % (4 von 37) unter Einbeziehung der niedrig-titrigen Ergebnisse. Unter ausschließlicher Berücksichtigung des sekundären kompletten Therapieversagers mit einem Titer >1 mU/ml beträgt die Frequenz 3 % (1 von 37).

4.2.1.3 Ergebnisse von Dystoniepatienten

Weitere 14 Patienten, die in dieser Arbeit untersucht wurden, hatten eine CD. Davon waren 10 Patienten weiblich und 4 männlich mit einem durchschnittlichen Alter von 50,1 ± 10,6 Jahren. Die Untersuchung erfolgte zunächst bei bekannten sekundären Non-Respondern zur Überprüfung und Bestätigung der MDT-Messung. Zwei Messungen konnten aufgrund von technischen Problemen nicht zur Auswertung verwendet werden.

Es wurden sechs Patienten mit Botox®, zwei mit Dysport® und weitere sechs mit beiden Präparaten therapiert. Die mittlere Injektionszahl betrug für Botox® 11,6 ± 8,7 Injektionen und für Dysport® 11,9 ± 7,8 und die mittlere Gesamtinjektionszahl 15,9 ± 9,1 Injektionen. Die mittlere Einzeldosis betrug für Botox® 265,6 ± 113,0 U bei einer mittleren Kumulativdosis von 3.734,6 ± 4.744,9 U und für Dysport® 685,6 ± 73,0 U bei einer Kumulativdosis von 8.130 ± 5.476,2 U.

Der MDT von sieben sekundären Non-Responder-Seren zeigte vier hohe und einen mäßig hohen AK-Titer. Zwei Messungen konnten aus methodischen Gründen nicht verwertet werden. Weitere sieben Messungen von zufällig ausgewählten Dystoniepatienten ergaben keinen positiven AK-Titer. Aufgrund der gezielten Messung der AK-Titer bei bekannten sekundären Non-Respondern kann in diesem Fall keine AK-Prävalenz für die gesamte BT-behandelte CD-Population angegeben werden.

4.2.2 Ergebnisse des Extensor-Digitorum-Brevis-Test

Mit dem EDB-Test wurden insgesamt 19 Patienten untersucht, davon 17 mit cerebrovasculärer Spastik und zwei mit Spastik anderer Ätiologie. Bei zwei von den 17 Patienten konnte die Kontrollmessung aufgrund eines stationären Krankenhausaufenthaltes nicht durchgeführt werden.

Allgemein berichteten die Patienten über eine gute Verträglichkeit der BT-Injektion sowie über das Ausbleiben von Nebenwirkungen. Die Atrophie bzw. Parese des EDB-Muskels wurde bei den positiv getesteten Patienten nicht als störend empfunden bzw. wurde nicht bemerkt. Durch die zum Teil sehr stark ausgeprägte Atrophie des Muskels war die Lokalisierung für die oberflächliche EMG-Ableitung zum Teil erschwert.

Die mittlere MSAP-Amplitudenhöhe aller Patienten betrug vor der Injektion 7,0 mV ± 3,05 mV (SD) und post injectionem 1,27 mV ± 0,80 mV (SD). Der mittlere CMAP-Ratio betrug prä injectionem 1,42 mV ± 0,6 mV und post injectionem 0,22 mV ± 0,17 mV. Es konnte daraus eine mittlere Change von -82,43 % ± 12,58 % berechnet werden.

Ein CMAP-Change von <-20 % wurde als negative Reaktion (Hinweis auf BT-AK), eine Reduktion von -20 bis -50 % als zweifelhaftes Ergebnis und eine Reduktion >-50 % als positive Reaktion (kein Hinweis auf BT-AK) bewertet.

Von den 19 untersuchten Patienten wurden 4 (21,1 %) Patienten mit Botox®, 10 (52,6 %) Patienten mit Dysport® und 5 (26,3 %) Patienten im Therapieverlauf mit beiden Präparaten behandelt. Für Botox® betrug die mittlere Injektionszahl von 10 ± 3,8 Injektionen mit einer mittleren Kumulativdosis von 3.144,4 U ± 1.308,5 U und einer mittleren Einzeldosis von 321,3 U ± 85,1 U. Für Dysport® betrugen die entsprechenden Werte 14,1 ± 8,9 Injektionen, 13.813,3 U ± 8109,5 U und 1.007,7 U ± 213,7 U.

Von den 17 Patienten wurde nur eine grenzwertig positive EDB-Reaktion mit einer Change von -53,8 % bei sekundärem Non-Responder gemessen (Abbildung 12). Die MDT-Messung ergab den höchsten bei Spastikpatienten gemessenen Titer von 1,04 mU/ml. Der 49-jährige männliche Patient wurde nur mit Dysport® therapiert. Seine weiteren Charakteristika mit Angaben zur Behandlung sind bereits in Kapitel 4.2.1.1. und Tabelle 9 aufgeführt.

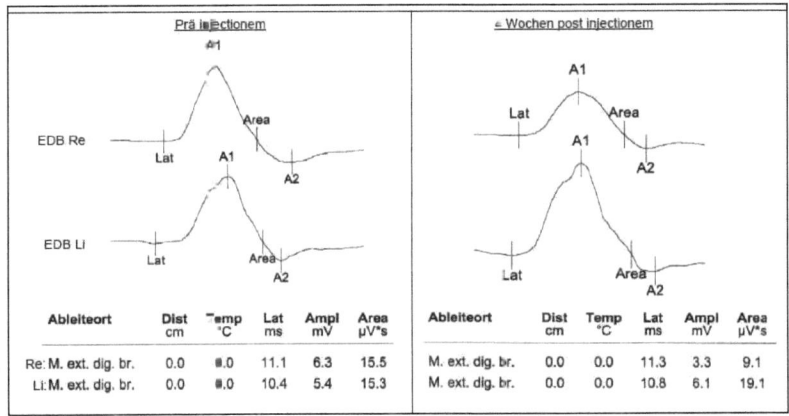

Abbildung 12: Grenzwertig positive EDB-Reaktion bei Patient mit Verdacht auf sekundäres Therapieversagen, Amplitudenreduktion 47 %, grenzwertige CMAP-Change von -53,3 %

Alle anderen untersuchten Patienten zeigten signifikante positive EDB-Reaktionen (Beispiel in Abbildung 13). Nur ein weiterer untersuchter Patient gab subjektiv eine BT-Wirkungsreduktion bei positiver EDB-Reaktion und negativem AK-Titer-Nachweis im MDT an. Bei einer Responder-Patientin mit einem niedrig titrigen MDT-Ergebnis von 0,28 mU/ml war die EDB-Reaktion ebenfalls positiv (siehe Abschnitt 4.2.11 und Tabelle 9).

Der EDB-Test korrelierte somit stets mit dem Respondingverhalten. Ein komplettes AKTV scheint also erst ab einem Titer von >1 mU/ml einzutreten.

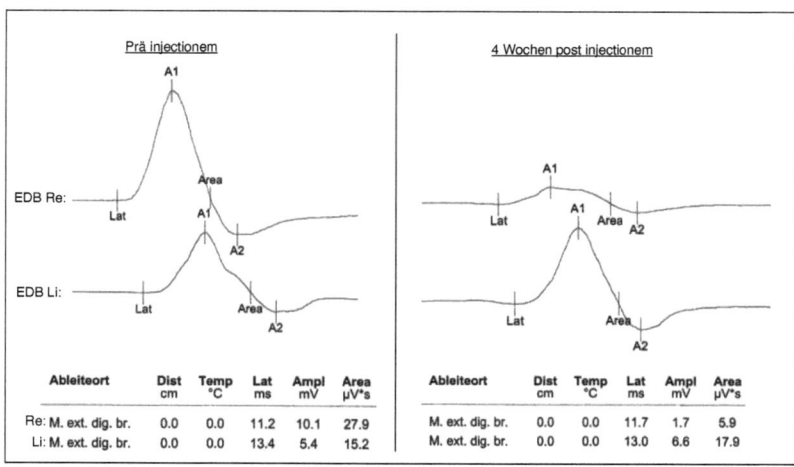

Abbildung 13: Positive EDB-Reaktion bei einem BT-Responder, signifikante Amplituden-Reduktion von 83 % nach 4 Wochen

4.2.3 Ergebnisse des Musculus-Frontalis-Test

Der MFT wurde bei 37 Patienten, davon 19 männlich und 18 weiblich, durchgeführt. 24 Patienten wiesen eine cerebrovasculär bedingte Spastik auf, 6 eine Spastik anderer Ätiologie, 3 eine MS-bedingte Spastik und 4 Patienten eine CD.

Alle Patienten tolerierten die BT-Injektion sehr gut. Bei deutlich positiver Reaktion wurden allerdings die Stirnasymmetrie und eine Ptose des Augenlides der injizierten Seite beklagt. Andere Nebenwirkungen wurden nicht beschrieben.

Die Ergebnisabfrage erfolgte wie beim EDB-Test 4 Wochen post injectionem. Zum Teil war die Beurteilung allerdings erschwert und mußte durch das Pflegepersonal vorgenommen werden, insbesondere bei komatösen Patienten, die nicht auf Ansprache reagierten. Bei einigen Patienten (4) konnten die Ergebnisse fotografisch dokumentiert werden (siehe Abbildung 7).

Von den 37 getesteten Patienten zeigten 29 (78,4 %) eine positive Reaktion und 3 (8,1 %) eine negative. Bei 5 (13,5 %) Patienten war aufgrund erschwerter Beurteilung eine schwach positive Reaktion nachweisbar. Diese 5 Patienten zeigten ein gutes Responding und keine AK im MDT, so dass die schwach positive Reaktion wahrscheinlich auf die schwierige Beurteilung zurückzuführen ist.

Von den drei negativ getesteten Patienten gaben zwei eine bisher nur subjektiv beobachtete Wirkungsreduktion an. Bei diesen Patienten konnte im MDT ein Titer von 0,28 mU/ml bzw. 0,6 mU/ml nachgewiesen werden. Der dritte Patient zeigte sowohl im MDT als auch im Responding keinen Hinweis für ein AKTV. Weitere Patientendaten sind in Tabelle 11 angeführt, wobei die Angaben zu den beiden MDT-AK-positiven Patienten zur besseren Vergleichbarkeit eine Wiederholung aus der Tabelle 9 darstellen.

Zwei der MFT-negativen Patienten hatten überdurschnittliche Gesamtanzahlen (17) an Injektionen (13 ± 7) und ihre Interinjektionsintervalle waren kürzer (3,5 u. 2,8 Monate) als der Durchschnitt (4 ± 1,4 Monate). Die Therapiedauer war bei 2 Patienten (5 Jahre) im Vergleich zum Mittelwert (4 ± 2 Jahre) länger, die mittlere BT-Dosis (1.408 U, 1.490 U) lag deutlich über der mittleren Dysport®-Dosierung (920 U ± 277 U). Die Kumulativdosis war sowohl für Botox® als auch Dysport® bei allen drei Patienten überdurchschnittlich.

Tabelle 11: Daten der im MFT negativ, d.h. mit Hinweis auf AKTV getesteten Patienten

Pat-Nr.	45	60	85
Geschlecht	M	M	W
Alter	68	25	58
Diagnose	cS	aS	MS
Präparat	D	B/D	B
Anzahl Injektionen Dysport®	12	11	.
Anzahl Injektionen Botox®	.	6	17
Gesamtanzahl Injektionen	12	17	17
Therapiedauer (Jahre)	5	5	4
Mittleres Interinjektionsintervall (Monate)	5	3,5	2,8
Mittlere Dosis Dysport® (U)	1408	1490	.
Mittlere Dosis Botox® (U)	.	910	400
Kumulativdosis Dysport® (U)	16900	16390	.
Kumulativdosis Botox® (U)	.	5460	6800
MFT-Reaktion	negativ	negativ	negativ
MDT-AK-Titer [mU/ml]	0,28	0,6	0
Responding	4	4	1

aS= Spastik, andere Ätiologie, B= Botox®, cS= Spastik, cerebrovaskulärer Genese, D= Dysport®, M= männlich, MS= Spastik, MS, W= weiblich, 1= Responder, 4= subjektive Wirkungsreduktion

4.2.4 Korrelation der Ergebnisse der Botulinumtoxin-Antikörper-Tests untereinander und Sensitivitäts- und Spezifitätsbetrachtungen

Zur Veranschaulichung der Korrelation der BT-AK-Tests sind die Ergebnisse sowohl des EDB-Tests als auch des MFT den Ergebnissen des MDT in Kreuztabellen gegenübergestellt (Tabelle 12 und 13). Dabei sind die Ergebnisse der beiden In-vivo-Tests als Test-Reaktionen angegeben, d.h. positive EDB-Reaktionen bzw. MFT-Reaktionen entsprechen einem negativen AK-Nachweis. Beim MDT-Test ist die Nomenklatur umgekehrt, d.h. ein positives MDT-Ergebnis zeigt eine negative bzw. verminderte MDT-Reaktion (kein oder verspäteter Kontraktionsverlust) und damit einen positiven AK-Nachweis an. Durch diese unterschiedliche Nomenklatur ist eine positive Korrelation zwischen MDT-Ergebnissen und

In-vivo-Test-Reaktionen dann gegeben, wenn der MDT positiv und die In-vivo-Test-Reaktionen negativ ausfallen bzw. wenn der MDT negativ und die In-vivo-Test-Reaktionen positiv ausfallen.

Die Ergebnisse des MDT korrelierten bei 15 von 17 Patientenseren mit den Ergebnissen des EDB-Tests (Tabelle 12). Ein niedrig-positiv getesteter Patient im MDT zeigte sowohl ein normales EDB-Ergebnis als auch ein normales Responding. Ein bekannter sekundärer Non-Responder mit hochtitrigem AK-Nachweis im MDT zeigte im EDB-Test eine grenzwertig positive Reaktion.

Tabelle 12: Korrelation der MDT-Ergebnisse mit den Ergebnissen der EDB-Reaktion

| | | EDB-Reaktion | | |
		positiv	grenzwertig positiv	Gesamt
MDT	Negativ	15	0	15
	Titer <0,5 mU/m	1	0	1
	Titer >1,0 mU/m	0	1	1
Gesamt		16	1	17

Von den 33 im MFT beurteilbaren Patienten zeigten drei eine negative Test-Reaktion (Tabelle 13). Bei zwei Patienten wurden niedrigtitrige AK im MDT nachgewiesen. Diese Patienten beschrieben zuvor eine subjektive Wirkungsreduktion, die vom behandelnden Arzt bisher nicht objektiviert werden konnte. Ein weiterer Patient mit negativer Testreaktion zeigte, bei bisher gutem Responding, im MDT keinen AK-Nachweis (Tabelle 14).

Tabelle 13: Korrelation der MDT-Ergebnisse mit den Ergebnissen der MFT-Reaktion

| | | MFT-Reaktion | | |
		positiv	negativ	Gesamt
MDT	negativ	29	1	30
	Titer <0,5 mU/ml	1	1	2
	Titer <1,0 mU/ml	0	1	1
Gesamt		30	3	33

Unter Zugrundelegung der MDT-Ergebnisse als Maßstab für einen korrekten BT-AK-Nachweis im Patientenserum kann eine Betrachtung der Sensitivität und Spezifität der beiden In-vivo Tests für die AK-Detektion vorgenommen werden.

Für den EDB-Test ergibt sich aus diesen Ergebnissen eine Sensitivität von 100 % (Anzahl richtig positiv/Anzahl richtig positiv + Anzahl falsch negativ d.h. 1/1). Die Spezifität beträgt

93,8 % (Anzahl richtig negativ/Anzahl richtig negativ + falsch positiv, d.h. 15/16). Für den MFT beträgt die Sensitivität 66,6 % (2/3) und Spezifität 96,6 % (29/30). Dies spricht für eine höhere Sensitivität des EDB-Tests gegenüber dem MFT. Letzterer weist aber offenbar eine geringfügig höhere Spezifität gegenüber dem EDB-Test auf. Aufgrund der geringen Gesamtzahlen ist allerdings eine Verallgemeinerung der Sensitivitäts- und Spezifitätsbetrachtung aus dieser Studie nur mit Einschränkung möglich.

4.2.5 Korrelation der Ergebnisse der Botulinumtoxin-Antikörper-Tests mit der klinischen Response

Wie bereits in Kapitel 3.5 erläutert, wurden die Patienten bezüglich ihres Responding nach verschiedenen Kriterien eingeschätzt. In Kreuztabellen ist das Responding der Gruppe der Spastikpatienten den einzelnen Testergebnissen gegenüber gestellt (Tabellen 14 - 16).

Für den MDT zeigte sich eine deutliche Korrelation zwischen Responding und AK-Nachweis (Tabelle 14). Bei zwei Respondern konnte allerdings ein niedriger AK-Titer nachgewiesen werden. Der sekundäre Non-Responder zeigte einen deutlich erhöhten AK-Titer >1 mU/ml. Die vier Patienten mit subjektiver Wirkungsreduktion zeigten unterschiedliche Testergebnisse im MDT, zwei wurden negativ auf AK getestet, bei einem weiteren wurde ein Titer von <0,5 mU/ml und bei dem vierten Patienten ein Titer <1 mU/ml nachgewiesen. Damit stimmten 4 von 49 MDT-Ergebnissen nicht mit dem Responding überein.

Tabelle 14: Korrelation der MDT-Ergebnisse mit dem Responding

		MDT				
		Negativ	Titer <0,5 mU/ml	Titer <1,0 mU/ml	Titer >1,0 mU/ml	Gesamt
Responding	Responder	42	2	0	0	44
	sekundärer Non-Responder	0	0	0	1	1
	subjektive Wirkungsreduktion	2	1	1	0	4
Gesamt		44	3	1	1	49

Im EDB-Test wurden 17 auswertbare Patienten untersucht, darunter 15 Responder, ein sekundärer Non-Responder und ein Patient mit subjektiver Wirkungsreduktion (Tabelle 15). Alle 15 Responder zeigten eine positive Reaktion im EDB-Test. Eine grenzwertig positive EDB-Reaktion wurde bei dem sekundären Non-Responder nachgewiesen. Ein Patient mit subjektiver Wirkungsreduktion ergab im EDB-Test keinen Hinweis auf BT-AK. Damit stimmte nur 1 von 17 auswertbaren EDB-Testergebnissen nicht mit dem (subjektiven) Responding überein.

Tabelle 15: Korrelation der EDB-Test-Reaktion mit dem Responding

		EDB-Test-Reaktion		Gesamt
		Positiv	grenzwertig positiv	
Responding	Responder	15	0	15
	sekundäre Non-Responder	0	1	1
	subjektive Wirkungsreduktion	1	0	1
Gesamt		16	1	17

Unter den 33 Patienten, die mit dem MFT zusätzlich untersucht wurden, befanden sich 30 Responder und drei Patienten mit subjektiver Wirkungsreduktion (Tabelle 16). Von diesen zeigten zwei eine negative MFT-Reaktion und einer eine positive MFT-Reaktion. Ein Responder wurde im MFT negativ beurteilt. Damit stimmten 2 von 33 MFT-Ergebnissen nicht mit dem Responding überein.

Tabelle 16: Korrelation der MFT-Reaktion mit dem Responding

		MFT-Reaktion		Gesamt
		positiv	negativ	
Responding	Responder	29	1	30
	subjektive Wirkungsreduktion	1	2	3
Gesamt		30	3	33

5 Diskussion

5.1 Maus-Diaphragma-Test

Im Rahmen dieser Studie wurde der MDT bei allen Patienten zum Nachweis neutralisierender BT-AK durchgeführt. Gemäss der Literatur stellt dieser Test mit einer Sensitivität von <0,3 mU/ml (Göschel et al. 1997, Dressler and Bigalke 2002, Sesardic et al. 2004) die empfindlichste zu diesem Zweck verfügbare Methode dar.

Allerdings ist die Durchführung des Tests sehr aufwendig. Zunächst ist eine mehrwöchige Vorlaufzeit zum Erlernen der Nerv-Zwerchfell-Präparation und zur Erstellung der Kalibrierungskurve notwendig. Hinzu kommt, dass der Test eine hohe Störanfälligkeit besitzt. Um externe Fehler zu reduzieren, wurden alle Untersuchungen von derselben Person durchgeführt, Versuchsreihen erfolgten zeitnah, und es wurde die Verwendung derselben Lösungsansätze angestrebt. Im Rahmen der Untersuchungen erfolgte die Umstellung von der KR- auf die EBSS-Nährlösung zur Reduzierung der Störanfälligkeit.

Eine weitere Verbesserung besteht in der erstmaligen Präparation von Links- und Rechts-Nerv-Hemidiaphragmata im Vergleich zu der bisher in der Literatur beschriebenen ausschließlichen Links-Nerv-Präparation (Bülbring 1946, Habermann et al. 1980, Göschel et al. 1997, Wohlfahrt et al. 1997 und 2004). Die beiden Hemidiaphragmata zeigten in internen Vergleichstest gleichwertige Ergebnisse. Es konnte dadurch die Anzahl der Versuchstiere reduziert und ein weiterer Störfaktor minimiert werden.

Alle pathologischen Ergebnisse, d.h. die mit verlängerter PZ verbundenen Testergebnisse, wurden als Doppelbestimmungen durchgeführt. Die meisten anderen Untersuchungen liegen ebenfalls als Doppelbestimmung vor. Es konnte eine gute Reproduzierbarkeit der Ergebnisse bestätigt werden. Bei Vorliegen einer Doppelbestimmung wurde der errechnete Mittelwert für die weitere Auswertung verwendet.

Im Gegensatz zu den beiden In-vivo-Tests MFT und EDB-Test ist für den Patienten die Untersuchung mit der Blutentnahme beendet und mit keinen weiteren Belastungen verbunden. Das Testergebnis kann am Folgetag nach der Blutentnahme vorliegen.

Nur bei einem Patienten, welcher bereits zuvor als sekundärer Non-Responder bekannt war, wurde ein BT-AK-Titer von >1 mU/ml nachgewiesen. Dieses Testergebnis wurde sowohl durch eine Doppelbestimmung als auch durch eine zweite Blutentnahme bestätigt. Auch hier wurde der errechnete Mittelwert für die anschließende Auswertung verwendet. Vier andere Patienten mit positivem, aber niedrigem AK-Titer zeigten ebenfalls in der Doppelbestimmung eine verlängerte PZ.

Die Beziehung der MDT-Ergebnisse zum klinischen Responding lässt sich wie folgt interpretieren. Zum einen zeigten zwei Patienten mit einem Titer <0,5 mU/ml ein gutes Responding. Es ist davon auszugehen, dass aufgrund der hohen Sensitivität des MDT BT-A-AK in Mengen nachgewiesen werden können, die noch nicht genügend neutralisierende Wirkung auf das BT haben, um eine Wirkungsreduktion hervorzurufen. Wie bereits von Göschel et al. (1997) beschrieben, sind eine neutralisierende Wirkung und ein TV ab einem Titer von 1 mU/ml zu erwarten. Dies bestätigt sich bei dem einzigen Patienten mit einem Titer >1 mU/ml und einem sekundären TV sowie pathologischem EDB-Test. Weiterhin gibt es insgesamt vier Patienten, die eine subjektive Wirkungsreduktion angeben. Bei zwei dieser Patienten liessen sich keine AK nachweisen, der MFT und der EDB-Test waren ebenfalls ohne Hinweise auf BT-A-AK. In diesen Fällen muss eine rein subjektive Wahrnehmung angenommen werden, welche eine häufige Problematik für den therapierenden Arzt bei Spastikpatienten in der Praxis darstellt. Viele Patienten können ihre Symptome nicht formulieren bzw. führen eine allgemeine Unzufriedenheit im Rahmen ihrer Erkrankung auf die Wirkungsreduktion der BT-Therapie zurück. Aus diesem Grund sind die AK-Tests eine sehr wichtige Hilfestellung für den weiteren Therapieverlauf und seine Planung. Bei den zwei anderen Patienten mit subjektiver Wirkungsreduktion waren niedrige AK-Titer von <0,5 mU/ml bzw. <0,1 mU/ml nachweisbar, und der MFT war bei beiden pathologisch. Die Ergebnisse können als beginnendes Therapieversagen ohne bisher objektivierbares Non-Responding interpretiert werden. Dies würde zudem für eine hohe Sensitivität des MFT sprechen, welcher in diesem Fall niedrig-titrige BT-A-AK detektiert. Zum anderen bestätigt sich erneut, dass der MDT bereits sehr niedrige BT-A-AK-Titer nachweisen kann. Anzunehmen ist auch, dass es individuelle Unterschiede bzw. Schwellen für neutralisierende AK gibt. Ob im Verlauf der weiteren Therapie die Titer ansteigen und ein komplettes sAKTV resultiert und somit diese Titer einen prädiktiven Wert haben, muss sich in weiteren Langzeitstudien zeigen.

5.2 Extensor-Digitorum-Brevis-Test

Der EDB-Test wurde in einer zufällig ausgewählten Patientengruppe sowie wenn möglich bei positivem MDT-Ergebnis parallel zum MDT durchgeführt.

Dieser Test ist ein rein qualitativer In-vivo AK-Test (Sloop et al. 1996, Eleopra et al. 1997, Kessler and Benecke 1997, Gordon et al. 2002), welcher zur primären Sondierung bei Verdacht auf TV indiziert ist. Das Untersuchungsergebnis liegt nach frühestens 4 Wochen vor. Der Test hat sich durch eine gute Sensitivität und Spezifität in der Praxis bewährt (Kessler and Benecke 1997, Gordon et al. 2002).

Für den Patienten bedeutet er eine zusätzliche Injektion in beide EDB-Muskeln, eine zweimalige Nervenstimulation prä und post injektionem sowie eine erneute Vorstellung in der Sprechstunde unabhängig von der nächsten BT-Injektion.

In der vorliegenden Studie wurde erstmalig eine Patientengruppe mit spastischer Behinderung und ohne bereits vorliegendes MDT-Ergebnis untersucht. In den bisherigen Veröffentlichungen beschränkten sich die Untersuchungen entweder auf gesunde Probanden, CD-Patienten (Sloop et al. 1996, Eleopra et al. 1997, Gordon et al. 2002) oder wie bei Kessler und Bencke (1997) ausschließlich auf sekundäre Non-Responder-CD-Patienten.

Für die untersuchten Patienten, fast alle gehbehindert oder rollstuhlpflichtig, stellte die Wiedervorstellung 4 Wochen post injektionem vor allem ein Transportproblem dar, sodass die Untersuchung mit deutlichem Mehraufwand verbunden war. Des Weiteren empfanden einige Patienten sowohl die erneute BT-Injektion als auch die Nervenstimulation als schmerzhaft und unangenehm. Nebenwirkungen wurden nicht beobachtet.

Ein weiteres Problem bei Patienten mit spastischen Veränderungen besteht darin, dass der zu injizierende Muskel durch die körperliche Behinderung stark verändert und z. T. atrophiert ist, so dass zum einen die Lokalisierung schwierig ist und zum anderen die Amplitudenveränderungen sehr differieren. Mit mehreren aufeinander folgenden Nervenstimulationen wurden Mittelwerte prä und post injektionem bestimmt, um einheitliche Ausgangswerte und Verlaufswerte zu erzielen. Teilweise waren die prä injectionem bestimmten Amplituden bei stark atrophiertem EDB sehr niedrig, so dass eine Amplitudenreduktion nach 4 Wochen nicht signifikant war. Mit Berechnung der CMAP-Ratio (Kessler and Benecke 1997) konnte eine bessere Objektivierbarkeit und eine Verminderung der Variabilität erzielt werden.

Der Test zeigte bei allen 17 Spastik-Patienten eine positives Test-Reaktion, d.h. eine Amplitudenreduktion post injectionem, was gegen das Vorliegen von BT-AK spricht. Nur ein Patient erreichte in Bezug auf die Amplitudenreduktion eine grenzwertig positive Testreaktion. Unter Berücksichtigung der CMAP-Ratio konnte dieses Ergebnis als einzige negative Reaktion objektiviert werden. Dieser Patient hatte einen Titer von >1 mU/ml im MDT sowie ein sAKTv. Ein Patient mit niedrigtitrigem AK von <0,5 mU/ml im MDT zeigte sowohl ein gutes Responding als auch eine sehr deutliche positive Reaktion im EDB-Test, so dass hier wie bereits oben erwähnt dem EDB-Test die höhere In-vivo-Relevanz zukommt.

Wie bereits von Gordon et al. (2002) beschrieben, bestätigt sich eine sehr hohe Sensitiviät, die in unserer Arbeit sogar 100 % betrug, gegenüber einer Spezifität von 93,8 %. Gordon et al. untersuchten 22 Patienten mit CD, wovon 5 therapieresistent waren. Aufgrund der unterschiedlichen Patientengruppen, d.h. sowohl unterschiedlicher Grunderkrankung als auch unterschiedlicher Anzahl an Therapieversagern (bei Gordon 5, im Rahmen dieser Untersuchung 1) ist eine Vergleichbarkeit schwierig. Zudem lassen die niedrigen Fallzahlen in beiden Studien eine Verallgemeinerung der Sensitivitäts- und Spezifitätsangaben nur bedingt zu.

Festzustellen bleibt jedoch, dass der EDB-Test ein einfacher qualitativer Test zur Detektion von BT-A-AK ist. Vor allem ab klinisch relevanten Titern von >1 mU/ml scheint er pathologische Testergebnisse sicher anzugeben, da kein Patient falsch negativ getestet wurde.

Aufgrund des Mehraufwandes bei Post-Stroke-Patienten mit deutlicher Behinderung ist dieser Test allerdings bei diesen Patienten, wenn sie nicht hospitalisiert sind, nur bedingt praktikabel.

5.3 Musculus-frontalis-Test

Der MFT ist ein weiterer qualitativer BT-AK-Test ohne Möglichkeit zur Quantifizierbarkeit. Der Zeitraum bis zur Beurteilbarkeit ist mit vier Wochen ebenfalls relativ lang. Auch bei diesem Test lagen bisher nur Untersuchungen an CD-Patienten vor (Borodic et al. 1995; Hanna et al. 1998, Hanna and Jankovic 1999, Brin et al. 2008). Diese Untersuchungen wurden zum Vergleich verschiedener BT-AK-Nachweismethoden herangezogen und mit sehr hohen Anzahlen an Non-Respondern durchgeführt. Angaben über Sensitivität und Spezifität lagen in der Literatur nicht vor. Wir führten im Rahmen dieser Arbeit den MFT ohne bekanntes Ergebnis des MDT durch.

Für den Patienten bedeutete der MFT eine zusätzliche BT-Injektion und eine telefonische Abfrage des Ergebnisses bzw. eine Fotodokumentation nach 4 Wochen. Die Injektion wurde teilweise als schmerzhaft beschrieben und vor allem jüngere Patienten empfanden die resultierende Gesichtsassymmetrie als ästhetische Einschränkung. Andere Nebenwirkungen wurden bis auf eine Ptose des Augenlides nicht beobachtet.

Bei Post-Stroke-Patienten mit Facialisparese oder kognitiven Einschränkungen war die Interpretation des Ergebnisses sehr schwierig und subjektiv durch den Beobachter geprägt. Ein aktives Auffordern zum Stirnrunzeln war nicht möglich. Es ist anzunehmen, dass diese Tatsache für die fünf schwach positiven Reaktionen bei klinischen Respondern verantwortlich ist.

Bei drei Patienten konnte eine negative MFT-Reaktion nachgewiesen werden. Die drei Patienten litten an Spastik verschiedener Ätiologie und wurden entweder mit Botox®, Dysport® oder beiden Präparaten therapiert, wodurch ein Einfluß dieser Parameter auf das Ergebnis unwahrscheinlich ist. Zwei der Patienten bemerkten eine subjektive Wirkungsreduktion der BT-Therapie. Im MDT konnte bei diesen niedrig-titrige BT-A-AK (<0,5 mU/ml) nachgewiesen werden. Als übereinstimmender Parameter wurde zudem eine deutliche Überschreitung der mittleren Kumulativdosis sowohl von Botox® als auch Dysport® gefunden, was die Wahrscheinlichkeit der BT-AK-Bildung erhöht.

Die im Rahmen dieser Untersuchung ermittelte niedrige Sensitivität von 66,6 % ist vermutlich vor allem auf die subjektive Beurteilung zurückzuführen, die als größter Nachteil des Tests zu werten ist. Dennoch überwiegen die Vorteile der einfachen Durchführbarkeit und geringen Nebenwirkungen, um den Test für das Screening bei Verdacht auf AKTV empfehlen zu können, zumal seine Spezifität (in dieser Studie fast 97 %) der des EDB-Tests vergleichbar zu sein scheint.

5.4 Antikörperfrequenz bei Spastikpatienten

Mit Therapie der Spastik insbesondere der Poststroke-Spastik wurde eine neue Patientenklientel in das BT-Therapiespektrum aufgenommen. Jedoch nicht für alle BT-Präparate liegt eine Zulassung zur Behandlung der Spastik, insbesondere nach Schlaganfall, vor (Dysport® und Botox® für Post-Stroke-Spastik ausschliesslich der oberen Extremität, Xeomin® aktuell Zulassung für Post-Stroke-Aktivität der oberen Extremität in Europa (siehe Herstellerangaben)). Dessen ungeachtet stellt die BT-Therapie eine sichere, effektive und wirtschaftliche Therapie der fokalen Spastik (Moore 2002, Ward et al. 2003, Pathak et al. 2006, Simpson et al 2008) und insbesondere der Post-Stroke-Spastik dar (Bhakta et al. 1996, 2000 und 2008, Bakheit et al. 2000 und 2001, Brashear et al. 2002, Hesse und Werner 2003, Pittock et al. 2003, Turkel et al. 2006). In den Leitlinien für Spastik der "Deutschen Gesellschaft für Neurologie e.V." wird die BT-Therapie der fokalen Spastik mit einem Evidenzgrad A empfohlen (Deutsche Gesellschaft für Neurologie 2005). In den meisten Fällen kann eine Kostenübernahme bei „Off-Label-Use" durch die Krankenkasse gewährleistet werden (Arbeitskreis Botulinumtoxin e.v. der Deutschen Gesellschaft für Neurologie 2006).

Die Patienten mit cerebrovasculär bedingter Spastik sind in der Regel älter, die Therapie ist langfristig angesetzt bzw. eine Dauertherapie, und sie bedarf höherer Einzeldosen im Vergleich zur CD-Therapie. Schlussfolgernd wurde in Anbetracht der bekannten AKTV-Risikofaktoren hohe BT-Einzeldosis, kurzes Injektionsintervall und gegebenenfalls geringe SBA des BT (Dressler and Benecke 2007) eine Zunahme des AKTV, der häufigsten Nebenwirkung der BT-Therapie, bei diesen Patienten vermutet, was die klinische Bedeutung neutralisierenden BT-AK für die Planung der langfristigen Spastiktherapie erhöhen würde.

In den in der Einleitung (Abschnitt 1.2.5) beschriebenen Studien wurden AK-Frequenzen hauptsächlich bei CD-Patienten untersucht. In den verschiedenen Untersuchungen wurden AK-Frequenzen von 1,2 - 10 % gefunden (Hambleton et al. 1992, Jankovic and Schwartz 1993 und 1995, Zuber et al. 1993, Greene et al. 1994a, Duane et al 1995, Göschel et al. 1997, Kessler et al. 1999, Brin et al. 2008). Generell wurde daher bei CD-Patienten bisher von einem ca. 5 %-igen Risiko für AKTV ausgegangen (Kessler et al 1999).

Über die Prävalenz von neutralisierenden BT-AK im Rahmen der Spastiktherapie wurde bisher bei Post-Stroke-Patienten und sCP-Patienten berichtet. Bei letzteren wurde, wie bereits erwähnt, die sehr hohe AK-Frequenzen von 31,8 % ermittelt (Herrmann et al. 2004).

In den bisher vorliegenden Studien zum AKTV bei Post-Stroke-Spastizität (Brashear et al. 2002, Turkel et al. 2002, Bakheit 2004, Gordon et al. 2004, Yablon et al. 2007) wurde die Bestimmung der AK mit dem MLT bzw. Maus-Protektionstest vorgenommen. Dort konnten AK bei 0,1 - 0,6 % der untersuchten Patienten nachgewiesen werden. Aufgrund der bisher höchsten Sensitivität von <0,3 mIU/ml unter den AK-Nachweistests (Sesardic et al. 2004) wurde für unsere Studie erstmalig der MDT gewählt.

Von den 49 getesteten Spastikpatienten konnten bei 5 Patienten (10 %) BT-A-AK nachgewiesen werden, wovon nur 2 Patienten einen Titer von >0,3 mU/ml erreichten. Dies würde einer Prävalenz von 4 % entsprechen. Die drei anderen Patienten mit AK-Titern <0,3 mU/ml zeigten weiterhin ein objektiv nachweisbares Responding sowie positive In-vivo-BT-Reaktionen und lagen mit den AK-Titern unter der von Herrmann et al. 2004 beschriebenen Nachweisschwelle von 0,6 mU/ml.

Wenn nur die Klinik eines sekundären Non-Responding zusammen mit einem pathologischen In-vivo-Test (EDB-Test-Reaktion grenzwertig positiv) und dem höchsten AK-Titer von >1 mU/ml berücksichtigt wird, konnte nur ein Patient mit einem sicheren AKTV gefunden werden. Dies entspricht einer Prävalenz des AKTV von 2 % bei den getesteten Spastikpatienten. Bezogen auf die 36 getesteten Patienten mit Post-Stroke-Spastik beträgt die Prävalenz 2,8 %.

Damit ist sie ebenso niedrig wie in den mit weniger sensitiven Tests durchgeführten Studien (Brashear et al. 2002, Turkel et al. 2002, Bakheit 2004, Gordon et al. 2004, Yablon et al. 2007).

Das Ergebnis widerspricht jedoch der Hypothese, dass aufgrund der oben erwähnten erhöhten AKTV-Risikofaktoren ein höheres Risiko für ein sAKTV bei diesen Patienten besteht. Außerdem scheint die Prävalenz von neutralisierenden AK bei CD-Patienten höher zu liegen. Allerdings wurde in der neuesten Studie von Brin (Brin et al. 2008) auch bei diesen Patienten eine sehr niedrige AK-Prävalenz von 1,2 % mitgeteilt.

Zu diskutieren sind die Gründe für die sehr niedrige Prävalenz der Post-Stroke-Spastikpatienten. Mit einem mittleren Therapiebeginn bei ca. 58 Jahren sind die Patienten deutlich älter als zum Beispiel CD- oder sCP-Patienten, bei welchen ein häufigeres AKTV beschrieben wurde (Zuber et al. 1993, Göschel et al. 1997, Herrmann et al. 2004). In Übereinstimmung damit ist das Durschnittsalter der positiv getesteten Spastikpatienten in dieser Studie deutlich niedriger als das der Gesamtspastikpatienten. Ebenfalls ist das Alter des einzigen Non-Responders mit 49 Jahren deutlich niedriger. Das Alter zu Therapiebeginn wurde bereits in mehreren Studien als Risikofaktor für AKTV (Jankovic und Schwartz 1998, Kessler et al. 1999) beschrieben. Welche Rolle dabei die Aktivität des Immunsystems bei jüngeren Patienten spielt, konnte in den bisher vorliegenden Studien noch nicht belegt werden. Die deutlich höhere AK-Prävalenzrate bei Kindern mit sCP wurde durch eine höhere Einzeldosis/kg Körpergewicht zu erklären versucht (Herrmann et al. 2004).

Noch nicht geklärt ist die Frage, welchen Einfluss der BT-Injektionsort auf die AK-Bildung hat. Dieser unterscheidet sich bei Dystoniepatienten, insbesondere bei der CD, deutlich von den in der Regel sehr peripher liegenden und wesentlich grösseren Muskelgruppen bei Post-Stroke-Patienten. Über das immunologische Verhalten der verschiedenen zu injizierenden Zielgewebe liegen noch keine Untersuchungen vor (Dressler and Dirnberger 2000).

Als weiterer Risikofaktor ist die applizierte Einzeldosis von BT in Betracht zu ziehen. Bei den von uns positiv getesteten Patienten, insbesondere beim einzigen Non-Responder, lagen bis auf einen Patienten keine überdurchschnittlichen Einzeldosen der BT-Präparate vor. Die Kumulativdosen waren bei diesen Patienten bei Dysport® höher als der Durchschnitt, bei Botox® lagen sie im Durchschnittsbereich. Die Anzahl der Injektionen sowie die Therapiedauer lagen bei den AK-positiven Patienten im oberen Durchschnittsbereich und damit die Interinjektionsintervalle im unteren Durchschnittsbereich. Vier von fünf Spastikpatienten mit AK-Titern wurden mit Dysport® therapiert, welches die niedrige SBA als Risikofaktor in unserer Studie nicht bestätigen würde (Critchfield 2002, Atassi 2004, Dressler and Hallett 2006, Dressler and Benecke 2007). Das Geschlecht scheint bei ausgeglichenen Verhältnissen, wie bereits beschrieben, kein Einflussfaktor zu sein (Dressler and Dirnberger 2000).

Besonders auffallend ist, dass der Patient mit klinisch sekundärem Non-Responding und BT-A-Titer von >1 mU/ml bis auf die applizierten BT-Einzeldosen mit allen Messdaten ausserhalb des Durchschnittsbereiches lag und somit das höchste Risikopotential für ein AKTV aller untersuchten Patienten aufwies.

Der weitere Verlauf der BT-A-AK-positiv getesteten Patienten mit noch erhaltenem Responding kann im Rahmen dieser Studie nicht geklärt werden.

Aufgrund der relativ geringen Anzahl untersuchter Patienten ist anzunehmen, dass sogar noch eine zu hohe Prävalenz ermittelt wurde. Von Yablon et al. (2007) wurde im Rahmen einer gepoolten Datenanalyse von Post-Stroke-Patienten eine Prävalenz von ca 0,5 % ermittelt, allerdings unter Verwendung des Maus-Protektionstests und nach nur zweimaliger BT-Injektion. Die Daten aus älteren Studien bezüglich AK-Prävalenz sind mit den aktuellen Daten zusätzlich dadurch schwerer zu vergleichen, dass mittlerweile ein neueres Botox®-Präparat (nach 1997 in den USA) mit niedrigerer Immunogenität aufgrund reduziertem Proteingehalt vorliegt (Jankovic et al. 2003, Dressler and Hallett 2006). In den älteren Studien (z.B. Herrmann et al. 2004), für die das neue Botox® in Europa noch nicht zugelassen war, ist daher von einer höheren Prävalenz im Vergleich zur aktuellen Situation auszugehen.

Insgesamt waren die Parameter Therapiedauer, BT-Einzeldosis und Kumulativdosis in der vorliegenden Studie im Vergleich zu den Studien zur sCP (Herrmann et al. 2004) und zur CD (Zuber et al. 1993, Kessler et al. 1999) deutlich höher. Daraus lässt sich folgern, dass die Bildung von BT-A-AK bei Spastikpatienten, und insbesondere Post-Stroke-Patienten, ein seltenes Ereignis ist. Das Immunisierungsrisiko unter BT-Therapie bei Post-Stroke-Patienten mit Spastik erscheint daher sehr gering.

Zusammenfassend ist die Prävalenz von BT-A-AK bei Post-Stroke-Patienten mit Spastizität deutlich geringer als das Gesamtvorkommen von AK in der BT-Therapie. In dieser Studie könnten am ehesten ein hohes Alter einhergehend mit einer verminderten Immunreaktion als Gründe dafür verantwortlich sein.

5.5 Präventionsmöglichkeiten und Therapieoptionen bei Antikörper-induziertem Therapieversagen

Schlussfolgernd aus der vorliegenden Studie kann als Präventionsmöglichkeit eines AKTV nur die Niedrighaltung sämtlicher Risikofaktoren empfohlen werden, da das Alter bei Therapiebeginn keine regulierbare Einflussgrösse ist.

Für jeden Patienten sollte ein individuelles Injektionsschema unter Einbeziehung der zu injizierenden Muskeln und Dosen erstellt werden. Ebenfalls gilt es individuelle Interinjektionsintervalle zu ermitteln. Nur so kann die applizierte Toxinmenge sehr niedrig gehalten werden. Des Weiteren scheint die Wahl des BT-Präparates eine Rolle zu spielen, so dass Präparate der neueren Generation mit niedrigerer Immunogenität und Präparate mit einer hohen SBA zu empfehlen sind. Studien über die Immunogenität von Xenomin® stehen noch aus, aber die bisher vorliegenden klinischen Erfahrungen sind vielversprechend.

Wie bereits beschrieben, ist die Rolle von Respondern mit niedrig-titrigen BT-A-AK ungeklärt und muss in Follow-up Studien untersucht werden.

Für Patienten mit bereits bestehendem sAKTV unter BT-Therapie gibt es verschiedene Optionen.

Ein Versuch, durch Dosiserhöhung von BT-A ein bereits bestehendes sAKTV zu überwinden, war zwar erfolglos, aber bei niedrig-titrigen BT-A-AK mit einer nur verminderten Response konnte durch die Dosiserhöhung ein erneutes gutes Responding erzielt werden (Dressler et al. 2002). Limitierender Faktor dabei ist die Maximaldosis bzw. das Auftreten von anderen Nebenwirkungen. Ausserdem wird das Risiko eines endgültigen sAKTV erhöht. Das gleiche gilt für die Verkürzung des Interinjektionsintervalls.

Eine weitere Option ist der Wechsel des Subtypes des BT-Präparates. Dressler (2003) konnte dies am Beispiel eines durch BT-A-AK bedingten AKTV zeigen. Eine Fortführung der mit BT-A begonnenen BT-Therapie mit einem BT-B-Präparat zeigte ein erneutes Responding. Allerdings führte diese Therapie nach wenigen Injektionen zur Bildung von BT-B-AK mit resultierendem AKTV, so dass dieses Vorgehen bei den meisten Patienten nur eine temporäre Therapieoption zu sein scheint.

Als weiterer Denkansatz ist die Suppression des Immunsystems zu nennen. Immunsuppressiva als Begleittherapie, Plasmapherese und intravenöse Immunglobulingaben wurden untersucht. Bis auf die Plasmapherese, welche mit sehr grossem Aufwand und hohen Kosten verbunden ist, zeigten diese Therapien bisher keine vielversprechenden Ergebnisse (Dressler 2004a).

Ein Absinken der BT-A-AK-Titer bei Patienten mit sAKTV nach Beendigung der BT-A Therapie konnte von Dressler und Bigalke (2002) nachgewiesen werden. Nach Erreichen eines Titers unterhalb des Schwellenwertes (durchschnittlich nach 30 Monaten) besteht die Möglichkeit zur erneuten BT-Therapie. Vor allem unter Berücksichtigung der neuen BT-Präparate mit niedrigerer Immunogenität ist dies eine theoretisch denkbare Therapieoption.

Die Verwendung von hochgereinigten BT-Präparaten, wie Xeomin®, ist aktuell am vielversprechendsten. Des Weiteren befinden sich neue Präparate und Applikationsformen in der Entwicklung (Benecke et al. 2005, Chaddock 2006, Dressler 2008).

Schlussfolgernd gibt es interessante Therapieansätze für die Überwindung eines sAKTV, aber primär gilt es ein solches zu vermeiden.

6 Zusammenfassung und Ausblick

In der vorliegenden Arbeit wurde die Prävalenz von neutralisierenden Antikörpern (AK) bei Botulinumtoxin-A-(BT-A)-Therapie von Post-Stroke-Spastikpatienten untersucht. Im Gegensatz zu Patienten mit spastischer Cerebralparese (CP) und cervicaler Dystonie (CD) sind bisher kaum Daten über die Prävalenz von neurtralisierenden AK bei mit BT-A therapierten Post-Stroke-Spastikpatienten bekannt.

Diese Patienten zeichnen sich durch ein hohes Alter zu Therapiebeginn, hohe BT-Einzeldosen und eine lange BT-Therapiedauer aus. Daher war eine hohe Prävalenz von BT-AK anzunehmen. Die Ergebnisse wurden einer kleinen Vergleichsgruppe von CD-Patienten gegenübergestellt.

Insgesamt wurden Seren von 49 Spastikpatienten mit einer BT-A-Therapie (Botox® oder Dysport®), davon 37 mit cerebrovasculärer Spastik, aus der Botulinumtoxin-Sprechstunde der Klinik für Neurologie der Universität Rostock auf neutralisierende BT-A-AK untersucht. Alle Patienten zeigten ein primäres Ansprechen auf die BT-A-Therapie.

Zum quantitativen BT-A-AK-Nachweis wurde der Maus-Diaphragmatest (MDT) gewählt, der eine hohe Sensitivität und Reproduzierbarkeit aufweist. Der experimentelle Ablauf bestand aus folgenden Schritten:

1. Erstellung einer BT-A-Dosis-Wirkungskurve zur Ermittlung der optimalen BT-A-Konzentration, bei der die halbmaximale Paralysezeit (PZ) des Maushemidiaphragmas zwischen 50 - 60 min liegen sollte.

2. Erstellung einer AK-Kalibrierungskurve durch Vorinkubation der optimalen BT-A-Konzentration mit einer Pferdeserum-AK-Verdünnungsreihe.

3. Messung der halbmaximalen PZ von dialysierten Patientenseren nach Vorinkubation mit der optimalen BT-A-Konzentration. Die Berechnung des BT-A-AK Titers erfolgte aus der AK-Kalibrierungskurve.

Auf Grund der Dauer der Patientenstudie und der Patientenzahl war es erforderlich, BT-A-Präparate aus zwei unterschiedlichen Lieferungen zu verwenden. Die dadurch notwendigen unabhängigen Dosis-Wirkungs- und Kalibrierungskurven wichen unerwartet stark voneinander ab.

Die Untersuchung der Patientenseren ergab bei insgesamt 5 Patienten (12%) den Nachweis von BT-A-AK in unterschiedlichen Konzentrationen. Bei 3 Patienten war der AK-Titer sehr niedrig (<0,3 mU/ml), bei einem Patienten mittelhoch (0,6 mU/ml) und bei einem Patienten hoch (>1,0 mIU/ml). Ebenso wie alle BT-AK-negativ getesteten Patienten zeigten 2 der 3 Patienten mit sehr niedrigem BT-AK-Titer klinisch dennoch eine positive Response auf die BT-A-Therapie. Eine subjektive Responsereduktion wurde bei dem dritten Patienten mit sehr niedrigem BT-AK-Titer sowie dem Patienten mit mittelhohem BT-AK-Titer gefunden. Der Patient mit hohem BT-AK-Titer entwickelte im Rahmen der BT-A Therapie ein sekundäres Therapieversagen (sTV). Bei diesem Patienten lagen die Behandlungsparameter bis auf die applizierte BT-Einzeldosis ausserhalb des Durchschnittsbereiches (junges Alter zu Therapiebeginn, hohe Anzahl an BT-Injektionen, lange Therapiedauer und hohe BT-Kumulativdosis). Er wies damit von den AK-positiven Patienten das höchste Risiko für ein AK-induziertes TV (AKTV) auf.

Ergänzend zum MDT wurden zwei qualitative In-vivo-Tests, der Exstensor-Digitorum-Brevis-Test (EDB-Test) und der Musculus-Frontalis-Test (MFT), stichprobenartig an Patienten durchgeführt und den Ergebnissen des MDT und des klinischen Respondings gegenübergestellt.

Der EDB-Test wurde insgesamt an 19 Patienten, davon 17 mit Post-Stroke-Spastik, untersucht. Bis auf einen Patienten zeigten alle untersuchten Patienten eine positive EDB-Reaktion. Der EDB-negative Patient war der gleiche, der den hohen BT-A-AK-Titer von >1,0 mU/ml aufwies. Der EDB-Test korrelierte stets mit dem Respondingverhalten. Seine in dieser Studie gefundene hohe Sensitivität (100%) und Spezifität (93,8%) ist allerdings unter Berücksichtigung der niedrigen Fallzahl nur mit Einschränkung zu verallgemeinern.

Der MFT wurde bei insgesamt 37 Patienten, davon 24 mit Post-Stroke-Spastik durchgeführt. 29 Patienten zeigten eine positive Reaktion und 3 eine negative. Bei den verbleibenden 5 Patienten war die Testbeurteilung durch die Grunderkrankung erschwert. Bei 2 der 3 negativ getesteten Patienten fand sich ein niedriger bzw. mittelhoher BT-AK-Titer im MDT und eine subjektive Wirkungsreduktion. Der dritte Patient zeigte sowohl im MDT als auch im Responding keinen Hinweis auf ein AKTV. Der MFT korrelierte daher im Vergleich zum EDB etwas schlechter mit dem Responding, weshalb eine niedrigere Sensitivität (66,6%) bei jedoch etwas höherer Spezifität (96,6%) resultierte. Auch hier ist aufgrund der niedrigen Fallzahl eine Verallgemeinerung der Sensitivitäts- und Spezifitätsdaten nur eingeschränkt möglich.

Bei den im Rahmen dieser Arbeit untersuchten 7 CD-Patienten waren keine BT-A-AK im MDT nachweisbar. Damit in Übereinstimmung standen ein gutes Responding und eine positive MFT-Reaktion.

Zusammenfassend ergibt sich eine Prävalenz neutralisierender BT-A-AK mit klinischer Relevanz bei Post-Stroke-Spastikpatienten von 2,8%. Diese ist vergleichbar zu den bisher veröffentlichten Daten bei CD-Patienten (1,2-10% in verschiedenen Studien), jedoch deutlich niedriger als bei Patienten mit sCP (31,8% in einer Studie von Hermann und Mitarbeitern, 2004). Das Immunisierungsrisiko unter BT-Therapie erscheint daher bei Post-Stroke-Spastikpatienten gering. Als Grund kommt in erster Linie das hohe Alter zu Therapiebeginn mit einer verminderten Aktivität des Immunsystems in Frage.

In dieser Studie bestätigte sich der MDT als ein zuverlässiger quantitativer BT-AK-Test, mit dem sehr niedrige BT-A-AK-Titer nachgewiesen werden können. Eine klinische Relevanz scheint jedoch erst ab einem Titer von >1,0 mU/ml vorzuliegen. Möglicherweise haben niedrige BT-AK-Titer einen prädiktiven Wert für ein AKTV. Sowohl der EDB-Test als auch der MFT erwiesen sich als zuverlässige qualitative In-vivo-Tests zur Detektion von BT-A-AK. Aufgrund der einfachen Durchführbarkeit und geringer Nebenwirkungen ist insbesondere der MFT als Screening-Test für das AKTV zu empfehlen.

In der Zukunft wird es weiterhin wichtig sein, die Entwicklung eines AKTV zu vermeiden, da dessen Therapiemöglichkeiten sehr beschränkt sind. Vielversprechend sind die Verwendung von hochgereinigten BT-Präparaten mit einer geringen Immunogenität und die Anwendung von neuen einfacheren Applikationsformen, die sich derzeit in der Erprobung befinden.

Abbildungsverzeichnis

Abbildung 1:	Tertiärstruktur des BT-A Moleküls; SC: rot-orange-gelb; Sn: grün; LK: hellblau dunkelblau; Zinkion: violett (modifiziert nach Lacy et al. 1998) ... - 4 -
Abbildung 2:	Schematische Darstellung der Pathomechanismen der verschiedenen BT-Subtypen (modifiziert nach Arnon et al. 2001) ... - 6 -
Abbildung 3:	Überblick über die Diagnosen der untersuchten Patienten ... - 40 -
Abbildung 4:	Versuchsaufbau des Gerätesystems für den Maus-Diaphragma-Test ... - 43 -
Abbildung 5:	Hemidiaphragma-Kontraktionskurve nach BT-Zugabe ... - 45 -
Abbildung 6:	Kontraktionskurve nach Zugabe von mit AK-inkubiertem BT ... - 47 -
Abbildung 7:	Positive Musculus-Frontalis-Test-Reaktion, Patient 4 Wochen nach M.-frontalis-Injektion links, Stirnfaltenreduktion links, Elevationsschwäche der Augenbraue links ... - 50 -
Abbildung 8:	Dosis-Wirkungskurve zur Ermittlung der Dosis für die AK-Bestimmung mit der BT-A1-Lieferung ... - 53 -
Abbildung 9:	Dosis-Wirkungskurve zur Ermittlung der Dosis für die AK-Bestimmung mit der BT-A2-Lieferung ... - 54 -
Abbildung 10:	AK-Kalibrierungskurve-Kurve für BT-A1, Anwendung bis zum Patientenserum Nr. 32 ... - 55 -
Abbildung 11:	AK-Kalibrierungskurve für BT-A2, Anwendung ab Patientenserum Nr.33 ... - 57 -
Abbildung 12:	Grenzwertig positive EDB-Test-Reaktion bei Patient mit Verdacht auf sekundäres Therapieversagen, Amplitudenreduktion 47 %, grenzwertige CMAP-Change von -53,8 % ... - 63 -
Abbildung 13:	Positive EDB-Test-Reaktion bei einem BT-Responder, signifikante Amplituden-Reduktion von 83 % nach 4 Wochen ... - 64 -

Tabellenverzeichnis

Tabelle 1:	Klinische Anwendungsgebiete von BT, modifiziert nach Homann et al. (2002) und Charles (2004)	- 13 -
Tabelle 2:	BT-AK-Nachweistests und ihre Sensitivitäten, modifiziert nach Sesardic et al. (2004)	- 28 -
Tabelle 3:	Injektions- und Dosierungsschema zur BT-Therapie bei Spastizität der oberen Extremität, modifiziert nach Pathak et al. (2006)	- 32 -
Tabelle 4:	Mengenangaben zur Herstellung von 1 l Krebs-Ringer Lösung, auffüllen ad 1 l Aqua bidest und Zugabe von 1,98 g Glucose	- 41 -
Tabelle 5:	Messergebnisse der Dosis-Wirkungskurve für BT-A1	- 52 -
Tabelle 6:	Messergebnisse der Dosis-Wirkungskurve für BT-A2	- 53 -
Tabelle 7:	Messergebnisse zur Erstellung der AK-Kalibrierungskurve mit BT-A1	- 55 -
Tabelle 8:	Messergebnisse zur Erstellung der AK-Kalibrierungkurve mit BT-A2	- 56 -
Tabelle 9:	Charakteristika und Testergebnisse aller im MDT positiv getesteten Spastikpatienten	- 59 -
Tabelle 10:	Gesamtübersicht der Behandlungscharakteristika von Patienten mit cerebrovasculärer Spastik	- 60 -
Tabelle 11:	Daten der im MFT negativ, d.h. mit Hinweis auf AKTV getesteten Patienten	- 66 -
Tabelle 12:	Korrelation der MDT-Ergebnisse mit den Ergebnissen der EDB-Reaktion	- 67 -
Tabelle 13:	Korrelation der MDT-Ergebnisse mit den Ergebnissen der MFT-Reaktion	- 67 -
Tabelle 14:	Korrelation der MDT-Ergebnisse mit dem Responding	- 68 -
Tabelle 15:	Korrelation der EDB-Test-Reaktion mit dem Responding	- 69 -
Tabelle 16:	Korrelation der MFT-Reaktion mit dem Responding	- 69 -

Literaturverzeichnis

1. **Ahnert-Hilger G, Bigalke H. (1995)** Molecular aspects of tetanus and botulinum neurotoxin poisoning. Progr. Neurobiol. **46**, 83-96

2. **Amersdorfer P, Wong C, Chen S, Smith T, Deshpande S, Sheridan R, Finnern R, Marks JD. (1997)** Molecular characterization of murine humoral immune response to botulinumneurotoxin type A binding domain as assessed by using phage antibody libraries. Infect Immun. **65**, 3743-3752

3. **Amersdorfer P, Wong C, Smith T, Chen S, Deshpande S, Sheridan R, Marks JD. (2002)** Genetic and immunological comparison of anti-botulinum type A antibodies from immune and non-immune human phage libraries. Vaccine. **20**, 1640-1648

4. **Aoki KR (2001a)** A comparison of the safetymargins of botulinum neurotoxin serotypes A, B and F in mice. Toxicon **39**, 1815-1820

5. **Aoki KR. (2001b)** Pharmacology and immunology of botulinum toxin serotypes. J Neurol. **248**, 3-10

6. **Aoki KR. (2003)** Pharmacology and immunology of botulinum toxin type A. Clin Dermatol. **21**, 476-480

7. **Arbeitskreis Botulinumtoxin e.V. der Deutschen Gesellschaft für Neurologie (2006)** http:www.botulinumtoxin.de

8. **Arnon SS, Schlechter R, Inglesby TV, Henderson DA, Bartlett JG, Ascher MS, Eitzen E, Fine AD, Hauer J, Layton M, Lillibridge S, Osterholm MT, O´Toole T, Parker G, Perl TM, Russell PK, Swerdlow DL, Tonat K (2001)** BT-As a biological weapon: medical and public health management. JAMA. **285**, 1059-1070

9. **Atassi MZ (2004)** Basic immunological aspects of botulinum toxin therapy. Mov Disord. **19**, 68-84

10. **Atassi MZ, Oshima M. (1999)** Structure, activity and immune (T and B cell) recognition of botulinum neurotoxins. Crit Rev. Immunol. **19**, 219-260

11. **Atassi MZ, Dolimbek BZ. (2004)** Mapping of the antibody-binding regions on the HN-domain (residues 449-859) of botulinum neurotoxin A with antitoxin antibodies from four host species. Full profile of the continuous antigenic regions of the H-chain of botulinum neurotoxin A. Protein J. **23**, 39-52

12. **Atassi MZ, Dolimbek GS, Deitiker PR, Aoki KR, Dolimbek BZ (2005)** Submolecular recognition profiles in two mouse strains of non-protective and protective antibodies against botulinum neurotoxin A. Mol Immunol. **42**, 1509-1520

13. **Bakheit AM, Thilmann AF, Ward AB, Poewe W, Wissel J, Muller J, Benecke R, Collin C, Muller F, Ward CD, Neumann C. (2000)** A randomized, double-blind, placebo-controlled, dose-ranging study to compare the efficacy and safety of three doses of botulinum toxin type A (Dysport®) with placebo in upper limb spasticity after stroke. Stroke. **31**, 2402-2406

14. **Bakheit AM, Pittock S, Moore AP, et al. (2001)** A randomized, double-blind, placebo-controlled study of effiacy and safety of botulinum toxin type A in upper limb spasticity in patients with stroke. Eur J Neurol. **8**, 559-565

15. **Bakheit AM, Fedorova NV, Skoromets AA, Timerbaeva SL, Bhakta BB, Coxon L. (2004)** The beneficial antispasticity effect of botulinum toxin type A is maintained after repeated treatment cycles. J Neurol Neurosurg Psychiatry. **75**, 1558-1561

16. **Bartels F, Bergel H, Bigalke H, Frevert J, Halpern J, Middlebrook J. (1994)** Specific antibodies against the Zn^{2+}-binding domain of clostridial neurotoxins restore exocytosis in chromaffin cells treated with tetanus and botulinum A neurotoxin. J. Biol. Chem. **269**, 8122-8127

17. **Benecke R, Dressler D, Kunesch E, Probst T. (2003)** Use of botulinum toxin the the treatment of muscle pain. Schmerz **17**, 450-458

18. **Benecke R, Jost WH, Kanovsky P, Ruzicka E, Comes G, Grafe S. (2005)** A new botulinum toxin type A free of complexing proteins for treatment of cervical dystonia. Neurology. **14**, 1949-1951

19. **Bhakta BB, Cozens JA, Chamberlain MA, Bamford JM. (2000)** Impact of botulinum toxin type A on disability and carer burden due to arm spasticity after

stroke: a randomised double blind placebo controlled trial. J Neurol Neurosurg Psychiatry. **69**, 217-221

20. **Bhakta BB, O'Connor RJ, Cozens JA. (2008)** Associated reactions after stroke: a randomized controlled trial of the effect of botulinum toxin type A. J Rehabil Med. **40**, 36-41

21. **Bhakta BB. (2000)** Management of spasticity in stroke. Br Med Bull. **56**, 476-485

22. **Bigalke H, Shoer LF. (2000)** Clostridial Neurotoxins. **In: Aktories K, Just I** Handbook of Experimental Pharmacology, Bacterial Toxins. **Vol. 145**, Berlin Heidelberg: Springer Verlag, 409-443

23. **Binder WJ, Brin MF, Blitzer A, Schoenrock LD, Pogoda JM. (2000)** Botulinum toxin type A (BOTOX®) for treatment of migraine headaches: an open-label study. Otolaryngol. Head Neck Surg. **123**, 669–676

24. **Birklein F, Erbguth F. (2000)** Sudomotor testing discriminates between subjects with and without antibodies against BT-A. Mov Disord. **15**, 146-149

25. **Birklein F, Walther D, Bigalke H, Winterholler M, Erbguth F. (2002)** Sudomotor testing predicts the presence of neutralizing botulinum A toxin antibodies. Ann Neurol. **52**, 68-73

26. **Blasi J, Chapman ER, Link E, et al. (1993)** Botulinum neurotoxin: a selectively cleaves the synaptic protein SNAP-25. Nature, **365**, 160-163

27. **Bohannon RW, Smith MB. (1987)** Interrater reliability of a modified Ashworth scale of muscle spasticity. Phys Ther. **67**, 206-207

28. **Borodic BE, Ferrante R, Pearce LB, Smith K. (1994)** Histologic assessment of dose-related diffusion and muscle fiber response after therapeutic botulinum-A toxin injections. Mov. Disord. **9**, 31-39

29. **Borodic GE, Duane D, Pearce B, Johnson E. (1995)** Antibodies to botulinum toxin. Neurology. **45**: 204

30. **Borodic GE, Acquadro M, Johnson EA. (2001)** Botulinum toxin therapy for pain and inflammatory disorders: mechanisms and therapeutic effects. Expert Opin Investig Drugs **10**, 1531-1544

31. **Brashear A, Gordon MF, Elovic E, Kassicieh VD, Marciniak C, Do M, Lee CH, Jenkins S, Turkel C; Botox® Post-Stroke Spasticity Study Group. (2002)** Intramuscular injection of botulinum toxin for the treatment of wrist and finger spasticity after a stroke. N Engl J Med. **347**, 395-400

32. **Brin MF, Fahn S, Moskowitz C et al. (1988)** Localized injections of botulinum toxin for the treatment of focal dystonia and hemifacial spasm. Adv Neurol. **50**, 599-608

33. **Brin MF, Comella CL, Jankovic J, Lai F, Naumann M; for the CD - 017 BoNTA Study Group (2008)** Long-term treatment with botulinum toxin type A in cervical dystonia has low immunogenicity by mouse protection assay.Mov Disord. (Epup ahead of print)

34. **Bülbring E. (1946)** Observations on the isolated phrenic nerve diaphragm preparation in the rat. Br J Pharmacol. **1**, 38-61

35. **Burgen ASV et al. (1949)** The action of Botulinum neurotoxin on the neuromuscular junction J. Physiol. **109**, 10-24

36. **Cardoso E, Rodrigues B, Lucena R, Oliveira IR, Pedreira G, Melo A. (2005)** Botulinum toxin type A for the treatment of the upper limb spasticity after stroke: a meta-analysis. Arq Neuropsiquiatr. **63**, 30-33

37. **Chaddock JA, Marks PM. (2006)** Clostridial neurotoxins: structure-function led design of new therapeutics. Cell Mol Life Sci. **63**, 540-551

38. **Charles PD. (2004)** Botulinum neurotoxin serotype A: A clinical update on non-cosmetic uses. AM J Health-Syst Pharm. **61**, 11-23

39. **Chen R, Karp BI, Hallet M. (1998)** Botulinum Toxin F for treatment of dystonia: long term experience. Neurology. **51**, 1494-1496

40. **Cordivari C, Misra VP, Catania S, Lees AJ. (2004)** New therapeutic indications for botulinum toxins. Mov Disord. **19**, 157-161

41. **Cote TR, Mohan AK, Polder JA, et al. (2005)** Botulinum toxin type A injections: adverse events reported to the US Food and Drug Administration in therapeutic and cosmetic cases. J Am Acad Dermatol. **53**, 407-415

42. **Critchfield J. (2002)** Considering the immune response to botulinum toxin. Clin J Pain. **18**, 133-141

43. **de Paiva A, Meunier FA, Molgo J, Aoki KR, Dolly JO. (1999)** Functional repair of motor endplates after botulinum neurotoxin type A poisoning: biphasic switch of synaptic activity between nerve sprouts and their parent terminals. Proc. Natl. Acad. Sci. , **96**, 3200-3205

44. **Deutsche Gesellschaft für Neurologie. Leitlinie "Spastik" 2005** http://www.dgn.org/leitl.shtml.

45. **Doellgast GJ, Brown JE, Koufman JA, Hatheway CL. (1997)** Sensitive assay for measurement of antibodies to Clostridium botulinum neurotoxins A, B, and E: use of hapten-labeled-antibody elution to isolate specific complexes. J Clin Microbiol. **35**, 578-583

46. **Dolimbek BZ, Jankovic J, Atassi MZ. (2002)** Cross reaction of tetanus and botulinum neurotoxins A and B and the boosting effect of botulinum neurotoxins A and B on a primary anti-tetanus antibody response. Immunol Invest. **31**, 247-262

47. **Dolimbek GS, Dolimbek BZ, Aoki KR, Atassi MZ. (2005)** Mapping of the antibody and T cell recognition profiles of the HN domain (residues 449-859) of the heavy chain of botulinum neurotoxin A in two high-responder mouse strains. Immunol Invest. **34**, 119-142

48. **Dong M, Yeh F, Tepp WH, Dean C, Johnson EA, Janz R, Chapman ER (2006)** SV2 is the protein receptor for botulinum neurotoxin A. Science. **312**, 592-596

49. **Dressler D. (1997)** Botulinum toxin therapy failure: causes, evaluation procedures and management strategies. Eur J Neurol **4**, 67-70

50. **Dressler D (2000a)** Botulinum Toxin Therapy, Thieme, Stuttgart New York

51. **Dressler D. (2000b)** Complete secondary botulinum toxin therapy failure in blepharospasm. J Neurol. **247**, 809-810

52. **Dressler D. (2002a)** Dysport® produces intrinsically more swallowing problems than Botox®: unexpected results from a conversion factor study in cervical dystonia. J Neurol Neurosurg Psychiatry. **73**: 604

53. **Dressler D. (2002b)** Clinical features of antibody-induced complete secondary failure of botulinum toxin therapy. Eur J Neurol. **48**, 26-29

54. **Dressler D. (2003)** Antibody-induced failure of botulinum toxin therapy. Nervenarzt. **74**, 1098-1104

55. **Dressler D. (2004b)** New formulation of BOTOX®. Complete antibody-induced therapy failure in hemifacial spasm. J Neurol. **251**: 360

56. **Dressler D. (2004a)** Clinical presentation and management of antibody-induced failure of botulinum toxin therapy. Mov Disord. **19**, 92-100

57. **Dressler D. (2008)** Botulinum toxin drugs: future developments. J Neural Transm. 2008, **115**, 575-577

58. **Dressler D, Dirnberger G. (2000)** Botulinum toxin therapy: Risk factors for therapy failure. Mov. Disord. **15**: 51

59. **Dressler D, Rothwell JC. (2000)** Electromyographic quantification of the paralysing effect of botulinum toxin. Eur Neurol **43**, 13-16

60. **Dressler D, Bigalke H, Rothwell JC. (2000)** The sternocleidomastoid test: an in vivo assay to investigate botulinum toxin antibody formation in humans. J Neurol. **247**, 630-632

61. **Dressler D, Dirnberger G, Bhatia KP, Irmer A, Quinn NP, Bigalke H, Marsden CD. (2000)** Botulinum toxin antibody testing: comparison between the mouse protection assay and the mouse lethality assay. Mov Disord. **15**, 973-976

62. **Dressler D, Dirnberger G. (2001)** Botulinum toxin antibody testing: comparison between the immunoprecipitation assay and the mouse diaphragm assay. Eur Neurol. **45**, 257-260

63. **Dressler D, Benecke R. (2002)** Initial experiences with clinical use of botulinum toxin type B Nervenarzt. **73**, 194-198

64. **Dressler D, Bigalke H. (2002)** Botulinum toxin antibody type A titres after cessation of botulinum toxin therapy. Mov Disord. **17**, 170-173

65. **Dressler D, Munchau A, Bhatia KP, Quinn NP, Bigalke H. (2002)** Antibody-induced botulinum toxin therapy failure: can it be overcome by increased botulinum toxin doses? Eur Neurol. **47**, 118-121

66. **Dressler D, Bigalke H, Benecke R. (2003)** Botulinum toxin type B in antibody-induced botulinum toxin type A therapy failure. J Neurol. **250**, 967-969

67. **Dressler D, Benecke R. (2004)** Autonomic side effects of botulinum toxin type B therapy. Adv Neurol. **94**, 315-320

68. **Dressler D, Lange M, Bigalke H. (2005)** Mouse diaphragm assay for detection of antibodies against botulinum toxin type B. Mov Disord. **20**, 1617-1619

69. **Dressler D, Saberi FA, Barbosa ER. (2005)** Botulinum toxin: mechanisms of action. Arq Neuropsiquiatr. **63**, 180-185

70. **Dressler D, Hallet M. (2006)** Immunological aspects of Botox®, Dysport® and Myobloc™/Neurobloc®. Eur J Neurol. **13**, 11-15

71. **Dressler D, Benecke R. (2007)** Pharmacology of therapeutic botulinum toxin preparations. Disabil Rehabil. ;**29**, 1761-1768

72. **Dunne JW, Heye N, Dunne SL. (1995)** Treatment of chronic limb spasticity with botulinum toxin A. J Neurol Neurosurg Psychiatry. **58**, 232-235

73. **Eleopra R, Tugnoli V, De Grandis D. (1997)** The variability in the clinical effect induced by botulinum toxin type A: the role of muscle activity in humans. Mov Disord. **12**, 89-94

74. **Erbguth FJ. (2004)** Historical notes on botulism, Clostridium botulinum, botulinum toxin, and the idea of the therapeutic use of the toxin. Mov Disord. **19**, 2-6

75. **Frueh BR, Felt DP, Wojno TH, Musch DC. (1984)** Treatment of blepharospasm with botulinum toxin. Arch Ophthalmol **102**, 1464-1468

76. **Gebrauchsanweisung Botox®. (2004)** Allergan, Inc., 2525 Dupont Dr., Irvine, CA 92612, USA

77. **Gebrauchsanweisung Dysport®. (2000)** Ipsen Pharma Ltd., Slough, Berkshire SL1 3XE, UK

78. **Gebrauchsanweisung Myobloc™. (2003)** Elan Pharma, Inc., San Francisco, CA 94080, USA

79. **Gebrauchsanweisung Neurobloc®. (2001)** Elan Pharma Ltd., Shannon Business Park, Shannon, County Clare, Irland

80. **Gebrauchsanweisung Xeomin®. (2005)** Merz Pharmaceuticals GmbH, Eckenheimer Landstraße, Frankfurt am Main

81. **Gordon MF, Brashear A, Elovic E, Kassicieh D, Marciniak C, Liu J, Turkel C; BOTOX® Poststroke Spasticity Study Group. (2004)** Repeated dosing of botulinum toxin type A for upper limb spasticity following stroke. Neurology. **63**, 1971-1973

82. **Gordon PH, Gooch CL, Greene PE. (2002)** Extensor digitorum brevis test and resistance to botulinum toxin type A. Muscle Nerve. **26**, 828-831

83. **Göschel H, Wohlfarth K, Frevert J, Dengler R, Bigalke H. (1997)** Botulinum A toxin therapy: neutralizing and nonneutralizing antibodies--therapeutic consequences. Exp Neurol. **147**, 96-102

84. **Greene P, Fahn S, Diamond B. (1994a)** Development of resistance to botulinum toxin type A in patients with torticollis. Mov. Disord. **9**, 213-217

85. **Greene PE, Fahn S. (1994b)** Response to botulinum toxin F in seronegative botulinum toxin A-resistant patients. Mov Disord. **11**, 181-184

86. **Grüsser OJ. (1986)** Die ersten systematischen Beschreibungen und tierexperimentellen Untersuchungen des Botulismus. Sudhoffs Archiv. **10**, 167-187

87. **Habermann E, Dreyer F, Bigalke H. (1980)** Tetanus toxin blocks the neuromuscular transmission in vitro like botulinum A toxin. Naunyn-Schmiedeberg's Arch Pharmacol. **311**, 33-40

88. **Hacke W, Poeck K. (1998)** Vaskuläre Krankheiten des Zentralnervensystems. In: Hacke W, Poeck K. Neurologie, **Aufl. 10**, Springer Verlag, 183-238

89. **Hagenah R, Benecke R, Wiegand H. (1977)** Effects of type A botulinum toxin on the cholinergic transmission at spinal Renshaw cells and on the inhibitory action at Ia inhibitory interneurones. Naunyn Schmiedebergs Arch Pharmacol. **299**, 267-272

90. **Hall YH, Chaddock JA, Kirby ER, Moulsdale HJ, Alexander FC, Marks J et al. (2002)** Use of a cellular assay to detect neutralising antibodies to botulinum neurotoxin. Naunyn Schmiedebergs Arch Pharmacol. **365**, 23

91. **Hall YH, Chaddock JA, Moulsdale HJ, Kirby ER, Alexander FC, Marks JD, Foster KA. (2004)** Novel application of an in vitro technique to the detection and quantification of botulinum neurotoxin antibodies. J Immunol Methods. **288**, 55-60

92. **Hambleton P, Cohen HE, Palmer BJ, Melling J. (1992)** Antitoxin and botulinum toxin treatment Br Med J. **304**, 959-960

93. **Hamjian JA, Walker FO. (1994)** Serial neurophysiological studies of intramuscular botulinum-A toxin in humans. Muscle Nerve. **17**, 1385-1392

94. **Hanna PA, Jankovic J. (1998)** Mouse bioassay versus Western blot assay for botulinum toxin antibodies: correlation with clinical response. Neurology. **50**, 1624-1629

95. **Hanna PA, Jankovic J, Vincent A. (1999)** Comparison of mouse bioassay and immunoprecipitation assay for botulinum toxin antibodies. J Neurol Neurosurg Psychiatry. **66**, 612-616

96. **Hatheway CL, Snyder JD, Seals JE, Edell TA, Llewis GE. (1984)** Antitoxin levels in botulinum patients treated with trivalent equine botulinum antitoxin to toxin types A, B and E. J Infect Dis. **150**, 407-412

97. **Health & Human Services, Public Health Service, Food and Drug Administration, Center for Biologics Evaluation and Research, Division of Clinical Trial Design and Analysis. (2000)** Myobloc™: Summary Basis of Approval Cervical Dystonia. Available from US Government through Freedom of Information (http://www.fda.gov/cder/biologics/products/botelan 20800.htm)

98. **Heckmann M, Plewig G. (2003)** Botulinumtoxin: Vom potenten Gift zum facettenreichen Medikament, Deutsches Ärzteblatt **18,** Seite A-1204 / B-1014 / C-948

99. **Herrmann J, Mall V, Bigalke H, Geth K, Korinthenberg R, Heinen F. (2000)** Secondary non-response due to development of neutralising antibodies to botulinum toxin A during treatment of children with cerebral palsy. Neuropediatrics. **31,** 333-334

100. **Herrmann J, Geth K, Mall V, Bigalke H, Schulte Monting J, Linder M, Kirschner J, Berweck S, Korinthenberg R, Heinen F, Fietzek UM. (2004)** Clinical impact of antibody formation to botulinum toxin A in children. Ann Neurol. **55,** 732-735

101. **Hesse S, Werner C. (2003)** Poststroke motor dysfunction and spasticity: novel pharmacological and physical treatment strategies.CNS Drugs. **17,** 1093-1107

102. **Homann CN, Wenzel K, Kriechbaum N, Suppan K, Crevenna R, Ivanic G, Dressler D. (2002)** Botulinum toxin--the dose controls the poison. A historical sketch Nervenarzt. **73,** 519-524

103. **Houser MK, Sheean GL, Lees AJ. (1998)** Further studies using higher doses of botulinum toxin F for torticollis resistant to botulinum toxin type A. J Neurol Neurosurg Psychiatry. **64,** 577-580

104. **Jankovic J, Orman J. (1987)** Botulinum A toxin for cranial-cervical dystonia: a double-blind, placebo-controlled study. Neurology. **37,** 616-623

105. **Jankovic J, Brin MF. (1991)** Therapeutic uses of botulinum toxin. N Engl J Med. **324,** 1186-1194

106. **Jankovic J, Schwartz K. (1992)** Clinical correlates of response to botulinum toxin injections. Arch Neurol. **48,** 1253-1256

107. **Jankovic J, Schwartz K. (1993)** Longitudinal experience with botulinum toxin injections for treatment of blepharospasm and cervical dystonia. Neurology. **43,** 834-836

108. **Jankovic J, Hallett M. (1994)** Therapy with botulinum toxin. Marcel Dekker, New York

109. **Jankovic J, Schwartz K. (1995)** Response and immunoresistance to botulinum toxin injections. Neurology. **45,** 1743-1746

110. **Jankovic J, Vuong KD, Ahsan J. (2003)** Comparison of efficacy and immunogenicity of original versus current botulinum toxin in cervical dystonia. Neurology. **60,** 1186-1188

111. **Johnson CA, Wood DE, Swain ID, et al. (2002)** A pilot study to investigate the combined use of botulinum neurotoxin type A and functional electrical stimulation, with physiotherapy, in the treatment of spastic dropped foot in subacute stroke. Artif Organs. **26,** 263-266

112. **Jost WH, Blümel J, Grafe S (2007)** Botulinum neurotoxin type A free of complexing proteins (XEOMIN®) in focal dystonia. Drugs. **67,** 669-83

113. **Kerner J. (1817)** Vergiftung durch verdorbene Würste. Tübinger Blätter für Naturwissenschaften und Arzneykunde. **3,** 1-25

114. **Kerner J. (1820)** Neue Beobachtungen über die in Württemberg so häufig vorfallenden tödlichen Vergiftungen durch den Genuss geräucherter Würste. Osiander, Tübingen.

115. **Kerner J. (1822)** Das Fettgift oder die Fettsäure und ihre Wirkungen auf den thierischen Organismus, ein Beytrag zur Untersuchung, des in verdorbenen Würsten giftig wirkenden Stoffes. Cotta, Stuttgart und Tübingen.

116. **Kessler KR, Benecke R. (1997a)** Botulinum toxin: from poison to remedy. Neurotoxicology. **18,** 761-770

117. **Kessler KR, Benecke R. (1997b)** The EBD test--a clinical test for the detection of antibodies to botulinum toxin type A. Mov Disord. **12,** 95-99

118. **Kessler KR, Skutta M, Benecke R. (1999)** Long-term treatment of cervical dystonia with botulinum toxin A: efficacy, safety, and antibody frequency. German Dystonia Study Group. J Neurol. **246,** 265-274

119. **Koriazova LK, Montal M. (2003)** Translocation of botulinum neurotoxin light chain protease through the heavy chain channel. Nat. Struct. Biol. **10,** 13-18

120. **Korinthenberg R, Heinen F, Kirschner J, Berweck S, Mall V. (2001)** Botulinumtoxin: Neue Therapieoption für Kinder mit Zerebralparese Deutsches Ärzteblatt. **50**, Seite A-3375 / B-2840 / C-2636

121. **Krack P, Deuschl G, Benecke R, Ceballos-Baumann AO, Marion MH, Oertel WH, Poewe W. (1998)** Dose standardization of botulinum toxin. Mov Disord. **13**, 749-751

122. **Lacy DB, Tepp W, Cohen AC, DasGupta BR, Stevens RC. (1998)** Crystal structure ot botulinum neurotoxin type A and implications for toxicity. Nat Struct Bio. **5**, 898-902

123. **Lagalla G, Danni M, Reiter F, Ceravolo MG, Provinciali L. (2000)** Post-stroke spasticity management with repeated botulinum toxin injections in the upper limb. Am J Phys Med Rehabil. **79**, 377-384

124. **Lance JW. (1980)** Symposium synopsis. **In: Feldmann RG, Young RR, Koella WP.** Spasticity: disordered motor control. Year Book Medical Publishers, Chicago, 485-494

125. **Leuchs J. (1910)** Beiträge zur Kenntnis des Toxins und des Bacillus Botulinus. Z Hyg Infektionskrankh. **65**, 55-84

126. **Mahrhold S, Rummel A, Bigalke H, Davletov B, Binz T. (2006)** The synaptic vesicle protein 2C mediates the uptake of botulinum neurotoxin A into phrenic nerves. FEBS Lett. **580**, 2011-2014

127. **Marks JD. (2004)** Deciphering antibody properties that lead to potent botulinum neurotoxin neutralization. Mov Disord. **19**, 101-108

128. **Maruta T, Dolimbek BZ, Aoki KR, Steward LE, Atassi MZ. (2004)** Mapping of the synaptosome-binding regions on the heavy chain of botulinum neurotoxin A by synthetic overlapping peptides encompassing the entire chain. Protein J. **23**, 539-552

129. **Maruta T, Dolimbek BZ, Aoki KR, Atassi MZ. (2006)** Inhibition by human sera of botulinum neurotoxin-A binding to synaptosomes: anew assay for blocking and non-blocking antibodies.J Neurosci Methods. **151**, 90-96

130. **Moore AP. (2002)** Botulinum toxin A (BoNT-A) for spasticity in adults. What is the evidence? Eur J Neurol. **9 Suppl 1**, 42-47, dicussion 53-61

131. **Naumann M, Albanese A, Heinen F, Molenaers G, Relja M (2006)** Safety and efficacy of botulinum toxin type A following long-term use. Eur J Neurol. **13 Suppl 4**, 35-40

132. **Nowakowski A, Wang C, Powers DB, Amersdorfer P, Smith TJ, Montgomery VA, Sheridan R, Blake R, Smith LA, Marks JD. (2002)** Potent neutralization of botulinum neurotoxin by recombinant oligoclonal antibody. Proc Natl Acad Sci U S A. **99**, 11346-11350

133. **Palace J, Nairne A, Hyman N, Doherty TV, Vincent A. (1998)** A radioimmuno-precipitation assay for antibodies to botulinum A. Neurology. **50**, 1463-1466

134. **Pathak MS, Nguyen HT, Graham HK, Moore AP. (2006)** Management of spasticity in adults: practical application of botulinum toxin. Eur J Neurol. **13 Suppl 1**, 42-50

135. **Pearce LB, Borodic GE, First ER, MacCallum RD. (1994)** Measurement of botulinum toxin activity: evaluation of the lethality assay. Toxicol Appl Pharmacol. **128**, 69-77

136. **Pellizzari R, Rossetto O, Schiavo G, Montecucco C. (1999)** Tetanus and botulinum neurotoxins: mechanism of action and therapeutic uses. Philos Trans R Soc Lond B Biol Sci. **354**, 259-68

137. **Pittock SJ, Moore AP, Hardiman O, Ehler E, Kovac M, Bojakowski J, Al Khawaja I, Brozman M, Kanovsky P, Skorometz A, Slawek J, Reichel G, Stenner A, Timerbaeva S, Stelmasiak Z, Zifko UA, Bhakta B, Coxon E. (2003)** A double-blind randomised placebo-controlled evaluation of three doses of botulinum toxin type A (Dysport®) in the treatment of spastic equinovarus deformity after stroke. Cerebrovasc Dis. **15**, 289-300

138. **Rosales RL, Bigalke H, Dressler D. (2006)** Pharmacology of botulinum toxin: differences between type A preparations. Eur J Neurol. **13**, 2-10

139. **Rousseaux M, Kozlowski O, Froger J. (2002)** Efficacy of botulinum toxin A in upper limb function of hemiplegic patients. J Neurol. **249**, 76-84

140. **Sakaguchi G, Oishi I, Kozaki S, Sagaguchi S, Kitamura M. (1974)** Moleculare structures and biological activities of Clostridium botulinum toxins. Jpn J Med Sci Biol. **27**, 95-99

141. **Sakaguchi G, Ohishi I, Kozaki S. (1988)** Botulism-structure and chemistry of botulinum. **In: Hardigree MC, Tu AT.** Handbook of Natural Toxins. Marcel Dekker, New York

142. **Sampaio C, Ferreira JJ, Pinto AA, Crespo M, Ferro JM, Castro-Caldas A. (1997)** Botulinum toxin type A for the treatment of arm and hand spasticity in stroke patients. Clin Rehabil. **11**, 3-7

143. **Schantz EJ, Johnson EA. (1990)** Dose standardisation of botulinum toxin. Lancet. **335**, 421

144. **Schantz E, Johnson EA. (1992)** Properties and use of botulinum toxin and other microbiel neurotoxins in medicine. Microbiol Rev. **56**, 80-99

145. **Schiavo G, Rossetto O, Santucci A, DasGupta BR, Montecucco C. (1992a)** Botulinum neurotoxins are zinc proteins. J. Biol. Chem. **267**, 23479-23483

146. **Schiavo G, Benfenati F, Puolain B, Rossetto O, Polverino LP, DasGupta BR, Montecucco. (1992b)** Tetanus and Botulinum-B neurotoxins block neurotransmitter release by proteolytic cleavage of synaptobrevin. Nature. **359**, 832-835

147. **Schmitt A, Dreyer F, John C. (1981)** At least three sequential steps are involved in the tetanus toxin-induced block of neuromuscular transmission. Naunyn-Schmiedeberg`s Arch Pharmacol. **317**, 326-330

148. **Scott AB, Rosenbaum A, Collins CC. (1973)** Pharmacologic weakening of extraocular muscles. Invest Ophthalmol. **12**, 924-927

149. **Scott AB. (1980)** Botulinum toxin injection into extraocular muscles as an alternative to strabismus surgery. Ophthalmology. **87**, 1044-1049

150. **Scott AB. (2004)** Development of botulinum toxin therapy. Dermatol. Clin. **22**, 131-133

151. **Sesardic D, Jones RG, Leung T, Alsop T, Tierney R. (2004)** Detection of antibodies against botulinum toxins. Mov Disord. **19 Suppl 8,** 85-91

152. **Sheean G. (2006)** Botulinum toxin treatment of adult spasticity: a benefit-risk assessment. Drug Saf. **29**, 31-48

153. **Shone C, Appleton N, Wilton-Smith P, Hambleton P, Modi N, Gatley S, Melling J. (1986)** In vitro assays for botulinum toxin and antitoxins. Dev Biol Stand. **64**, 141-145

154. **Siegel LS. (1988)** Human immune response to botulinum pentavalent (ABCDE) toxoid determined by a neutralization test and by an enzyme-linked immunosorbent assay. J Clin Microbiol. **26**, 2351-2356

155. **Siegel LS. (1989)** Evaluation of neutralizing antibodies to type A, B, E, and F botulinum toxins in sera from human recipients of botulinum pentavalent (ABCDE) toxoid. J Clin Microbiol. **27**, 1906-1908

156. **Simpson DM, Gracies JM, Graham HK, Miyasaki JM, Naumann M, Russman B, Simpson LL, So Y (2008)** Therapeutics and Technology Assessment Subcommittee of the American Academy of Neurology. Assessment: Botulinum neurotoxin for the treatment of spasticity (an evidence-based review): report of the Therapeutics and Technology Assessment Subcommittee of the American Academy of Neurology. Neurology. **70**, 1691-1698

157. **Slawek J, Bogucki A, Reclawowicz D. (2005)** Botulinum toxin type A for upper limb spasticity following stroke: an open-label study with individualised, flexible injection regimens. Neurol Sci. **26**, 32-39

158. **Sloop RR, Escutin RO, Matus JA, Cole BA, Peterson GW. (1996)** Dose-response curve of human extensor digitorum brevis muscle function to intramuscularly injected botulinum toxin type A. Neurology. **46**, 1382-1386

159. **Sloop RR, Cole BA, Escutin RO. (1997)** Reconstituted botulinum toxin type A does not lose potency in humans if it is refrozen or refrigerated for 2 weeks before use. Neurology. **48**, 249-253

160. **Smith L DS. (1977)** Botulism. The organism, its toxins, the disease. Springfield IL; Charles C. Thomas Publishers

161. **Smith SJ, Ellis E, White S, Moore AP. (2000)** A double-blind placebo-controlled study of botulinum toxin in upper limb spasticity after stroke or head injury. Clin Rehabil. **14**, 5-13

162. **Smith TJ, Lou J, Geren IN, Forsyth CM, Tsai R, Laporte SL, Tepp WH, Bradshaw M, Johnson EA, Smith LA, Marks JD. (2005)** Sequence variation within botulinum neurotoxin serotypes impacts antibody binding and neutralization. Infect Immun. **73**, 5450-5457

163. **Snow BJ, Tsui JK, Bhatt MH, Varelas M, Hashimoto SA, Calne DB. (1990)** Treatment of spasticity with botulinum toxin: a double-blind study. Ann Neurol. **28**, 512-515

164. **Stell R, Moore A. (1995)** History and Current Applications of Botulinumt Toxin Treatment. **In: Moore P. (Hrsg)** Botulinum Toxin Treatment. Blackwell Sci, Cambridge, 3-15

165. **Swaminathan S, Eswaramoorthy S, Kumaran D. (2004)** Structure and enzymatic activity of botulinum neurotoxins. Mov Disord. **19**, 17-22

166. **Tavallaie M, Chenal A, Gillet D, Pereira Y, Manich M, Gibert M, Raffestin S, Popoff MR, Marvaud JC. (2004)** Interaction between the two subdomains of the C-terminal part of the botulinum neurotoxin A is essential for the generation of protective antibodies. FEBS Lett. **572**, 299-306

167. **Tilton AH. (2003)** Injectable neuromuscular blockade in the treatment of spasticity and movement disorders. J Child Neurol. **18**, 50-66

168. **Tsui JK, Eisen A, Stoessl AJ, Calne S, Calne DB. (1986)** Double-blind study of botulinum toxin in spasmodic torticollis. Lancet. **2**, 245-247

169. **Turkel CC, Dru RM, Daggett S, Brin MF. (2002)** Neutralizing antibody formation is rare following repeated injections of a low-protein formulation o botulinum toxin type A (BTX-A) in patients with post-stroke spasticity. Neurology. **58**, 316

170. **Turkel CC, Bowen B, Liu J, Brin MF. (2006)** Pooled analysis of the safety of botulinum toxin type A in the treatment of poststroke spasticity. Arch Phys Med Rehabil. **87**, 786-792

171. **Van Ermengem E. (1897)** Über einen neuen anaeroben Bacillus und seine Beziehungen zum Botulismus. Z Hyg Infektionskrankh. **26**, 1-56

172. **Van Kuijk AA, Geurts AC, Bevaart BJ, Van Limbeek J. (2002)** Treatment of upper extremity spasticity in stroke patients by focal neuronal or neuromuscular blockade: A systematic review of the literature. J Rehabil Med. 51-61

173. **Voller B, Moraru E, Auff E, Benesch M, Poewe W, Wissel J, Muller J, Entner T, Bigalke H, Schnider P. (2004)** Ninhydrin sweat test: a simple method for detecting antibodies neutralizing botulinum toxin type A. Mov Disord. **19**, 943-947

174. **Ward AB. (2008)** Spasticity treatment with botulinum toxins. J Neural Transm. ;**115**, 607-616

175. **Weih M, Muller-Nordhorn J, Amberger N, Masuhr F, Lurtzing F, Dreier JP, Hetzel A. (2004)** Risk factors in ischemic stroke. Review of evidence in primary prevention. Nervenarzt. **75**, 324-335

176. **Wohlfarth K, Göschel H, Frevert J, Dengler R, Bigalke H. (1997)** Botulinum A toxins: units versus units. Naunyn Schmiedebergs Arch Pharmacol. **355**, 335-340

177. **Wohlfarth K, Kampe K, Bigalke H. (2004)** Pharmacokinetic properties of different formulations of botulinum neurotoxin type A. Mov Disord. **19**, 65-67

178. **Wu HC, Yeh CT, Huang YL, Tarn LJ, Lung CC. (2001)** Characterization of neutralizing antibodies and identification of neutralizing epitope mimics on the Clostridium botulinum neurotoxin type A. Appl Environ Microbiol. **67**, 3201-3207

179. **Yablon SA, Brashear A, Gordon MF, Elovic EP, Turkel CC, Daggett S, Liu J, Brin MF. (2007)** Formation of neutralizing antibodies in patients receiving botulinum

toxin type A for treatment of poststroke spasticity: a pooled-data analysis of three clinical trials. Clin Ther. **29**, 683-690

180. **Zuber M, Sebald M, Bathien N, de Recondo J, Rondot P. (1993)** Botulinum antibodies in dystonic patients treated with type A botulinum toxin: frequency and significance. Neurology. **43**, 1715-1718

Anhang

Danksagung

Primär gilt mein Dank Prof. Dr. Benecke für die Bereitstellung des sehr interessanten Themas, für Tipps und Ratschläge sowie für die Gelegenheit zur Hospitation in der Spastiksprechstunde.

Im Rahmen dieser Arbeit möchte ich mich besonders bei Dr. Mix für seine Erfahrung, konstruktiven Ratschläge, unerschöpfliche Geduld und sein uneingeschränktes Engagement bedanken.

Weiterhin ist Prof. Dr. Dressler zu danken für zahlreiche Anregungen, Unterstützungen und Teilnahme an seiner Botulinumtoxinsprechstunde.

Mein Dank gilt auch Dr. Fersthe Adib Saberi für die Bereitstellung der Serumproben und klinischen Daten von einer bedeutenden Patientenanzahl dieser Studie sowie Durchführung des MFT bei diesen Patienten.

Des Weiteren gilt mein Dank den Schwestern der Poliklinik Christa Tiffert und Sylvia Miethe für die technische Assistenz während der Patientenuntersuchungen und deren unterstützende Hilfe bei den Blutentnahmen.

Dank auch den MTAs im neurobiologischen Labor für unterstützende Hilfe und aufbauende Worte.

Ein weiterer Dank geht auch an Prof. Bigalke für den Einblick in seine Laboratorien und den Erfahrungsaustausch.

Meinem Ehemann, Jens Günther, möchte ich für seine Unterstützung bei Informatikproblemen (und anderen Dissertationskrisen), Aufmunterungen und stetigem Antreiben während der Entstehung dieser Arbeit danken.

Nicht zuletzt möchte ich meinen Eltern für die Ermöglichung des Studiums und den uneingeschränkten Glauben an mich danken.

Abschliessend bedanke ich mich bei meinen Freunden, die sämtliche (Stimmungs-) Lagen und Motivationskrisen während Entstehung dieser Arbeit bravourös gemeistert haben.

Blümi, Du hast einen grossen Teil zur Fertigstellung dieser Dissertation beigetragen. Danke. Ich werde Dich nie vergessen.

Tabellen

Anhang-Tabelle 1. Patientendaten und Ergebnisse aller Patienten.

Anhang-Tabelle 2. Patientendaten und Ergebnisse von Spastik-Patienten mit cerebrovaskulärer Ätiologie.

Anhang-Tabelle 3. Patientendaten und Ergebnisse von Dystonie-Patienten.

Anhang-Tabelle 4. Patientendaten und Ergebnisse der im EDB-Test untersuchten Patienten.

Anhang-Tabelle 5. Patientendaten und Ergebnisse der im MFT untersuchten Patienten.

Anhang-Tabelle 1: Patientendaten und Ergebnisse aller Patienten.

	Patientenangaben				Therapiedauer			Dosierungen				EDB-Test						MFT		MDA		Responding
Fall-Nr.	Sex	Alter	Diagnose	Präparat	Anzahl Injektionen Dysport	Anzahl Injektionen Botox	Anzahl Injektionen gesamt	Kumulativdosis Dysport [U]	Kumulativdosis Botox [U]	Einzeldosis Dysport [U]	Einzeldosis Botox [U]	EDB-Ampl. präinj. [mV]	EDB-Ampl. postinj. [mV]	CMAP-Ratio präinj.	CMAP-Ratio postinj.	Change [%]	EDB-Ergebnis	MFT-Ergebnis	PZ [min]	AK-Titer [mU/ml]	MDA-Ergebnis	Responding
1	1	34	2	3	8		10	1440	1200	720	150								85	2,6	4	2
2	2	57	2	3	9	10	19	5400	1750	600	175								72	0,9	3	2
3	2	51	2	3	2	1	3	1440	150	720	150								97	3,9	4	2
4	1	63	2	3	13		13	9520		732									180	10	4	2
5	2	42	2	3	17	13	30	13400	2420	788	186											2
6	2	40	2	3	22		22	13320		605									94	3,6	4	2
7	2	57	2	3	9	10	19	5400	1750	600	175											2
9	1	53	2	2	21		21	15120		720									53	0	1	1
20	1	60	1	2	16		16	16000		1000									51	0	1	1
21	1	38	1	2		13	13		4700		362	4,2	1,6	1,1	0,4	-63,6			50	0	1	1
22	2	45	1	2	7		7	4000		571									30	0	1	1
23	2	76	1	2	10		10	10000		1000		8,5	2	0,96	0,22	-77,2	1		36	0	1	1
24	1	53	1	1		7	7		2520		360							1	59	0	1	1
25	2	72	1	1		11	11		5480		498							1	54	0	1	1
26	2	41	1	1		8	8		3000		375								68	0,28	2	1
27	1	70	1	1		13	13		5460		420								59	0	1	1
28	2	62	1	1		14	14		7070		505								50	0	1	1
29	2	66	1	3	8	14	22	8000	2800	1000	200	11,4	0,7	1,02	0,06	-94	1		67	0,1	2	1
30	2	64	1	3	23		23	23000		1000		6,7	1,6	2,16	0,62	-71	1		64	0	1	1
31	2	59	1	3	1	15	16	1000	5150	1000	343	8,7	1	2,02	0,24	-88	1		56	0	1	1
32	2	48	1	2	8		8	8000		1000		2,1	0,6	0,18	0,05	-69		1	53	0	1	1
33	2	49	1	2	24		24	24000		1000		6,3	3,3	1,17	0,54	-53,8	2		85	1,04	4	2
34	1	64	1	1		11	11		4700		427	11	0,7	1,06	0,06	-94	1		31	0	1	1
35	1	71	1	3	10	8	18	14700	3360	1470	470	6,9	0,5	1,28	0,1	-92	1		53	0	1	1
36	1	62	1	1		5	5		2680		536								66	0,14	2	1
37	2	76	1	3	29	2	31	22800	600	786	300	1,5							59	0	1	1
38	1	55	1	1		13	13		5500		423											1
39	1	67	1	1		11	11		3500		318	0,2							45	0	1	1
40	2	60	1	2	6		6	6000		1000		10,1	1,7	1,87	0,26	-86	1		59	0	1	4
41	1	63	1	1		12	12		3050		254	4	0,6	0,82	0,2	-74,8	1		67	0	1	1
42	1	68	1	1		10	10		2480		248	6	0,9	2,4	0,15	-93,75	1		64	0	1	1
43	2	48	1	1		7	7		2300		328								57	0	1	1
44	1	51	4	1		10	10		2800		280	9,6	0,4	1,55	0,06	-96	1		66	0	1	1
45	2	68	4	2	12		12	16900		1408								2	79	0,14	2	4
46	2	46	4	1		4	4		640		160							1	48	0	1	4
47	1	62	1	2	26		26	26000		1000		10,5	1,7	2,44	0,24	-89,4	1		63	0	1	4
48	1	46	1	2	18		18	18000		1000		7,1	0,4	1,48	0,06	-95,9	1		57	0	1	1
49	2	55	5	2	3		3	840		280									54	0	1	4
50	1	58	1	3	6	8	14	8500	3360	1416	420	7,2	2,3	1,04	0,22	-78,7	1		67	0	1	1
51	1	60	1	1		17	17		7300		429								64	0	1	1
52	2	51	1	1		3	3		960		320								66	0	1	1
53	2	63	1	2	8		8	8000		1000		2,3	1,6	1,63	0,26	-84,2	1		56	0	1	1
54	2	50	4	3	22	17	22	19200	3000	873	300	8,8							53	0	1	1
55	2	44	4	3	10	10	20	10000	3000	1000	300								59	0	1	1

Anhang-Tabelle 1. Patientendaten und Ergebnisse aller Patienten.

	Patientenangaben				Therapiedauer					Dosierungen		EDB-Test						MFT		MDA		Responding
Pat-Nr.	Sex	Alter	Diagnose	Präparat	Anzahl Injektionen Dysport	Anzahl Injektionen Botox	Anzahl Injektionen gesamt	Kumulativdosis Dysport [U]	Kumulativdosis Botox [U]	Einzeldosis Dysport [U]	Einzeldosis Botox [U]	EDB-Ampl. präinj. [mV]	EDB-Ampl. postinj. [mV]	CMAP-Ratio präinj.	CMAP-Ratio postinj.	Change [%]	EDB-Ergebnis	MFT-Ergebnis	PZ [min]	AK-Titer [mU/ml]	MDA-Ergebnis	Responding
56	2	67	1			6	6		2480		413	.	.	.	.	.	.	1	66	0	1	1
57	2	62	1	2	10	.	10	8200	.	820	.	.	.	.	.	.	.	1	63	0	1	1
58	1	63	1	2	26	.	26	26000	.	1000	.	.	.	.	.	.	.	1	55	0	1	1
59	2	42	1	2	.	5	5	.	3500	.	700	.	.	.	.	.	.	3	53	0	1	1
60	1	25	4	3	11	6	17	16390	5460	1490	910	.	.	.	.	.	.	2	82	0,6	3	4
62	2	49	2	1	.	6	6	.	1850	.	308	.	.	.	.	.	.	1	50	0	1	4
63	2	47	1	1	.	4	4	.	2800	.	700	.	.	.	.	.	.	.	48	0	1	1
64	2	64	2	1	.	10	10	.	3300	.	330	.	.	.	.	.	.	1	61	0	1	1
65	2	51	3	1	.	4	4	.	1275	.	318	.	.	.	.	.	.	3	51	0	1	1
66	2	40	3	1	.	12	12	.	7600	.	633	.	.	.	.	.	.	1	56	0	1	1
68	2	38	2	1	.	9	9	.	2160	.	240	.	.	.	.	.	.	1	72	0	1	1
69	2	67	2	1	.	34	34	.	17000	.	500	.	.	.	.	.	.	.	44	0	1	1
70	1	39	2	1	.	19	19	.	7200	.	379	.	.	.	.	.	.	.	62	0	1	1
71	2	59	3	1	.	9	9	.	6075	.	675	.	.	.	.	.	.	.	55	0	1	1
85	2	58	3	1	.	17	17	.	6800	.	400	.	.	.	.	.	.	2	64	0	1	1
86	2	39	1	1	.	15	15	.	8000	.	533	.	.	.	.	.	.	1	64	0	1	1
87	1	37	4	1	.	9	9	.	7000	.	778	.	.	.	.	.	.	3	67	0	1	1
88	1	42	4	1	.	6	6	.	4800	.	800	.	.	.	.	.	.	3	59	0	1	1
89	1	44	4	1	.	9	9	.	6300	.	700	.	.	.	.	.	.	.	61	0	1	1
90	2	44	1	1	.	8	8	.	3800	.	475	.	.	.	.	.	.	3	58	0	1	1
Mittelwert		54,14			13,34	9,91	13,20	12019,00	4066,96	919,97	409,87	6,99	1,21	1,42	0,22	-82,43				0,38		
1 SD		11,40			7,87	5,46	7,35	7624,85	2866,34	277,50	185,84	3,05	0,82	0,61	0,17	12,58				1,46		

1=Männlich
2=Weiblich

1=Spastik, cerebrovasculär
2=Dystonie
3=Spastik, Multiple Sclerosis
4=Spastik, anderer Ätiologie

1=Botox
2=Dysport
3=Botox/Dysport

1=positiv
2=grenzwertig positiv

1=positiv
2=negativ
3=schwach positiv

1=negativ
2=sek. Non-Responder
3=Titer<o,5
4=Titer>1

1=Responder
2=sek. Non-Responder
3=reduzierte Wirkung
4=subjektive Wirkungsred.

Anhang-Tabelle 2. Patientendaten und Ergebnisse von Spastik-Patienten mit cerebrovaskulärer Ätiologie.

	Patientenangaben			Therapiedauer				Dosierungen				EDB-Test	MFT		MDA			Responder
Pat.-Nr.	Sex	Alter	Diagnose	Präparat	Anzahl Injektionen Dysport	Anzahl Injektionen Botox	Anzahl Injektionen gesamt	Kumulativdosis Dysport [U]	Kumulativdosis Botox [U]	mittlere Dosis Dysport [U]	mittlere Dosis Botox [U]	EDB-Ergebnis	MFT-Ergebnis	Test-Nr.	PZ [min]	AK-Titer [mU/ml]	MDA-Ergebnis	Responding
20	1	60	1	2	16		16	16000		1000		1		186	51	0	1	1
21	1	38	1	1		13	13		4700		362		1	186	50	0	1	1
22	1	45	1	2	7		7	4000		571		1		187	30	0	1	1
23	2	76	1	2	10		10	10000		1000		1	1	187	36	0	1	1
24	1	53	1	1		7	7		2520		360		1	188	59	0	1	1
25	1	72	1	1		11	11		5480		498		1	188	54	0	1	1
26	2	41	1	1		8	8		3000		375		1	188	68	0,79	2	1
27	1	70	1	1		14	14		5460		420		1	190	59	0	1	1
28	2	62	1	1		14	14		7070		505		1	190	50	0	1	1
29	2	66	1	3	8	14	22	8000	2800	1000	200	1		204	67	0,1	2	1
30	1	64	1	3	23		23	23000		1000		1		204	64	0	1	1
31	2	59	1	3	1	15	16	1000	5150	1000	343	1	1	191	56	0	1	1
32	2	48	1	2	8		8	8000		1000		1	1	204	53	0	1	1
33	1	49	1	2	24		24	24000		1000		2		205	85	1,04	4	2
34	1	64	1	1		11	11				427		1	192	31	0	1	1
35	1	71	1	3	10	8	18	14700	3360	1470	420	1	1	194	53	0	1	1
36	1	62	1	1		5	5		2680		536		1	194	66	0	1	1
37	1	76	1	3	29	2	31	22800	600	786	300	1		196	59	0	1	1
38	1	55	1	1		13	13		5500		423		1					1
39	1	67	1	1		11	11		3500		318		1	200	45	0	1	1
40	1	60	1	2	6		6	6000		1000		1	1	200	59	0	1	4
41	1	63	1	1		12	12		3050		254	1	1	201	67	0	1	1
42	1	68	1	1		10	10		2480		248	1	1	201	64	0	1	1
45	1	68	1	2	12		12	16900		1408		1	2	206	79	0,14	2	4
47	2	62	1	2	26		26	26000		1000		1		205	63	0	1	1
48	2	46	1	2	18		18	18000		1000		1		205	57	0	1	1
50	1	58	1	3	6	8	14	8500	3360	1416	420		3	243	67	0	1	1
51	1	60	1	1		17	17		7300		429			243	64	0	1	1
52	2	51	1	1		3	3		960		320			243	64	0	1	1
53	2	63	1	2	8		8	8000		1000				243	56	0	1	1
56	2	67	1	1		6	6		2480		413		1	244	66	0	1	1
57	2	62	1	2	10		10	8200		820			1	244	63	0	1	1
58	1	63	1	2	26		26	26000		1000			1	245	55	0	1	1
59	2	42	1	1		5	5		3500		700		3	245	53	0	1	1
63	2	47	1	1		4	4		2800		700			248	48	0	1	1
86	2	39	1	1		15	15		8000		533		1	280	64	0	1	1
90	2	44	1	1		8	8		3800		475		3	284	58	0	1	1
Anzahl		37			18	24	37	18	24	18	24							
Gesamt					248	233	481	249100	94250	18471	9979				2083	1,56	36	
Mittelwert		58,41			13,78	9,71	13,00	13838,89	3927,08	1026,17	415,79				57,86	0,04		
SD		10,54			8,47	4,19	6,82	8028,49	1871,51	218,33	124,13				11,25	0,18		

Anhang-Tabelle 3. Patientendaten und Ergebnisse von Dystonie-Patienten.

Pat.-Nr.	Sex	Alter	Diagnose	Präparat	Anzahl Injektionen Dysport	Anzahl Injektionen Botox	Anzahl Injektionen gesamt	Kumulativdosis Dysport [U]	Kumulativdosis Botox [U]	Einzel-Dosis Dysport [U]	Einzel-Dosis Botox [U]	MFT-Ergebnis	AK-Titer [U]	MDA-Ergebnis	Responding
1	1	34	Dys	B/D	2	8	10	1440	1200	720	150	.	2,6	4	2
2	2	57	Dys	B/D	9	10	19	5400	1750	600	175	.	0,9	3	2
3	2	51	Dys	B/D	2	1	3	1440	150	720	150	.	3,9	4	2
4	1	63	Dys	D	13	.	13	9520	.	732	.	.	10	4	2
5	2	42	Dys	B/D	17	13	30	13400	2420	788	186	.	.	.	2
6	2	40	Dys	D	22	.	22	13320	.	605	.	.	3,6	4	2
7	2	57	Dys	B/D	9	10	19	5400	1750	600	175	.	.	.	2
9	2	53	Dys	D	21	.	21	15120	.	720	.	.	0	1	1
43	2	48	Dys	B	.	7	7	.	2300	.	328	1	0	1	1
62	2	49	Dys	B	.	6	6	.	1850	.	308	1	0	1	4
64	2	64	Dys	B	.	10	10	.	3300	.	330	1	0	1	1
68	2	38	Dys	B	.	9	9	.	2160	.	240	1	0	1	1
69	1	67	Dys	B	.	34	34	.	17000	.	500	1	0	1	1
70	1	39	Dys	B	.	19	19	.	7200	.	379	.	0	1	1
Anzahl		14,00			8,00	11,00	14,00	8,00	11,00	8,00	11,00				
Mittelwert		50,14			11,88	11,55	15,86	8130,00	3734,55	685,63	265,55		12,00		
1 SD		10,57			7,79	8,66	9,15	5476,17	4744,86	73,04	113,04		1,75		
													3,00		

Dys=Dystonie B=Botox D=Dysport

MFT: 1=positiv

AK-Titer: 1=negativ, 2=Titer<0,5, 3=Titer<0,5, 4=Titer>1

Responding: 1=Responder, 2=sek. Non-Responder, 4=subjektive Wirkungsred.

Anhang-Tabelle 4. Patientendaten und Ergebnisse der im EDB-Test untersuchten Patienten.

	Patientenangaben				Therapiedauer					Dosierungen		EDB-Test						MFT	MDA	
Pat-Nr.	Sex	Alter	Diagnose	Präparat	Anzahl Injektionen Dysport	Anzahl Injektionen Botox	Anzahl Injektionen gesamt	Kumulativdosis Dysport [U]	Kumulativdosis Botox [U]	Einzeldosis Dysport [U]	Einzeldosis Botox [U]	EDB-Ampl. präinj. [mV]	EDB-Ampl. postinj. [mV]	CMAP-Ratio präinj.	CMAP-Ratio postinj.	Change [%]	EDB-Ergebnis	MFT-Ergebnis	MDA-Ergebnis	Responding
20	M	60	cS	D	16	.	16	16000	.	1000	.	4,2	1,6	1,1	0,4	-63,6	1	.	.	1
22	W	45	cS	D	7	.	7	4000	.	571	.	8,5	2	0,96	0,22	-77,2	1	.	.	1
29	W	66	cS	B/D	8	14	22	8000	2800	1000	200	11,4	0,7	1,02	0,06	-94	1	.	2	1
30	M	64	cS	D	23	.	23	23000	.	1000	.	6,7	1,6	2,16	0,62	-71	1	.	1	1
31	W	59	cS	B/D	1	15	16	1000	5150	1000	343	8,7	1	2,02	0,24	-88	1	1	1	1
32	W	48	cS	D	8	.	8	8000	.	1000	.	2,1	0,6	0,18	0,05	-69	1	1	1	1
33	M	49	cS	D	24	.	24	24000	.	1000	.	6,3	3,3	1,17	0,54	-53,8	2	1	4	2
34	M	64	cS	B	.	11	11	.	4700	.	427	11	0,7	1,06	0,06	-94	1	1	1	1
35	M	71	cS	B/D	10	8	18	14700	3360	1470	420	6,9	0,5	1,28	0,1	-92	1	.	1	1
37	M	76	cS	B/D	29	2	31	22800	600	786	300	1,5	.	.	.	.	.	.	.	.
40	M	60	cS	D	6	.	6	6000	.	1000	.	10,1	1,7	1,87	0,26	-86	1	1	1	4
41	M	63	cS	B	.	12	12	.	3050	.	254	4	0,6	0,82	0,2	-74,8	1	1	1	1
42	M	68	cS	B	.	10	10	.	2480	.	248	6	0,9	2,4	0,15	-93,75	1	1	1	1
44	M	51	aS	B	.	10	10	.	2800	.	280	9,6	0,4	1,55	0,06	-96	1	1	1	1
47	M	62	cS	D	26	.	26	76000	.	1000	.	10,3	1,7	2,44	0,24	-89,4	1	.	1	1
48	M	46	cS	D	18	.	18	18000	.	1000	.	7,1	0,4	1,48	0,06	-95,9	1	1	1	1
50	M	58	cS	B/D	6	8	14	8500	3360	1416	420	7,2	2,3	1,04	0,22	-78,7	1	.	1	1
53	W	63	cS	D	8	.	8	8000	.	1000	.	2,3	.	.	.	.	.	.	.	.
54	W	50	aS	D	22	.	22	19200	.	873	.	8,8	1,6	1,63	0,26	-84,2	1	.	1	1
Anzahl	19	19			15	9	19	15	9	15	9	17	17	17	17	17				
Mittelwert		59,11			14,13	10,00	15,89	13813,33	3144,44	1007,73	321,33	6,99	1,27	1,42	0,22	-82,43				
1 SD		8,78			8,88	3,84	7,24	8109,51	1308,47	213,65	85,07	3,05	0,80	0,61	0,17	12,58				

cS=Spastik, cerebrovasculär
aS=Spastik, andere Ätiologie

B=Botox
D=Dysport

EDB: 1=positiv, 2=grenzw. Positiv

MFT: 1=positiv, 2=negativ, 3=schwach positiv

MDA: 1=negativ, 2=Titer<0,5, 4=Titer>1, 4=subjektive Wirkungsgrad

Responding: 1=Responder, 2=sek. Non-Responder

Anhang-Tabelle 5. Patientendaten und Ergebnisse der im MFT untersuchten Patienten.

Pat.-Nr.	Sex	Alter	Diagnose	Präparat	Anzahl Injektionen Dysport	Anzahl Injektionen Botox	Gesamt-Anzahl Injektionen	Kumulativ-dosis Dysport (U)	Kumulativ-dosis Botox (U)	mittlere Dosis Dysport (U)	mittlere Dosis Botox (U)	EDB-Test	M.Frontalis-Test	MDA-Ergebnis	Responding
23	W	76	cS	D	10	.	10	10.000	.	1.000	.	.	1	1	1
24	M	53	cS	B	.	7	7	.	2.520	.	360	.	1	1	1
25	M	72	cS	B	.	11	11	.	5.480	.	498	.	1	1	1
26	W	41	cS	B	.	8	8	.	3.000	.	375	.	1	2	1
27	M	70	cS	B	.	13	13	.	5.460	.	420	.	1	1	1
28	W	62	cS	B	.	14	14	.	7.070	.	505	.	1	1	1
31	W	59	cS	B/D	1	15	16	1.000	5.150	1.000	343	1	1	1	1
32	W	48	cS	D	8	.	8	8.000	.	1.000	.	1	1	1	1
34	M	64	cS	B	.	11	11	.	4.700	.	427	1	1	1	1
35	M	71	cS	B/D	10	8	18	14.700	3.360	1.470	420	.	1	1	1
36	M	62	cS	B	.	5	5	.	2.680	.	536	.	1	1	1
38	M	55	cS	B	.	13	13	.	5.500	.	423	.	1	.	1
39	M	67	cS	B	.	11	11	.	3.500	.	318	1	1	1	1
41	M	63	cS	B	.	12	12	.	3.050	.	254	1	1	1	1
42	M	68	cS	B	.	10	10	.	2.480	.	248	1	1	1	1
44	M	51	aS	B	.	10	10	.	2.800	.	280	1	1	1	1
45	M	68	cS	D	12	.	12	16.900	.	1.408	.	.	2	2	4
46	W	46	aS	B	.	4	4	.	640	.	160	.	1	1	4
51	M	60	cS	B	.	17	17	.	7.300	.	429	.	1	1	1
52	W	51	cS	B	.	3	3	.	960	.	320	.	1	1	1
56	W	67	cS	B	.	6	6	.	2.480	.	413	.	1	1	1
57	W	62	cS	D	10	.	10	8.200	.	820	.	.	1	1	1
58	M	63	cS	D	26	.	26	26.000	.	1.000	.	.	3	2	1
59	W	42	cS	B	.	5	5	.	3.500	.	700	.	3	1	1
60	M	25	aS	B/D	11	6	17	16.390	5.460	1.490	910	.	2	3	4
62	W	49	D	B	.	6	6	.	1.850	.	308	.	1	1	1
64	W	64	D	D	.	10	10	.	3.300	.	330	.	1	1	1
65	W	51	mS	B	.	4	4	.	1.275	.	318	.	3	1	1
66	W	40	mS	B	.	12	12	.	7.600	.	633	.	1	1	1
68	W	38	D	B	.	9	9	.	2.160	.	240	.	1	1	1
69	M	67	D	B	.	34	34	.	17.000	.	500	.	1	1	1
85	W	58	mS	B	.	17	17	.	6.800	.	400	.	2	1	1
86	W	39	cS	B	.	15	15	.	8.000	.	533	.	1	1	1
87	M	37	aS	B	.	9	9	.	7.000	.	778	.	3	1	1
88	M	42	aS	B	.	6	6	.	4.800	.	800	.	3	1	1
89	M	44	aS	B	.	9	9	.	6.300	.	700	.	1	1	1
90	W	44	cS	B	.	8	8	.	3.800	.	475	.	3	1	1
Anzahl	37	37	37	37	8	32	37	8	32	6	32				
Mittelwert		55,11			11,00	10,25	11,24	12648,75	4592,97	1148,50	448,56				
1 SD		12,31			6,95	5,75	6,10	7546,48	3056,51	262,80	177,62				

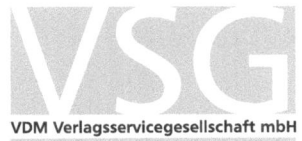

Die VDM Verlagsservicegesellschaft sucht für wissenschaftliche Verlage abgeschlossene und herausragende

Dissertationen, Habilitationen, Diplomarbeiten, Master Theses, Magisterarbeiten usw.

für die kostenlose Publikation als Fachbuch.

Sie verfügen über eine Arbeit, die hohen inhaltlichen und formalen Ansprüchen genügt, und haben Interesse an einer honorarvergüteten Publikation?

Dann senden Sie bitte erste Informationen über sich und Ihre Arbeit per Email an info@vdm-vsg.de.

Sie erhalten kurzfristig unser Feedback!

VDM Verlagsservicegesellschaft mbH
Dudweiler Landstr. 99
D - 66123 Saarbrücken

Telefon +49 681 3720 174
Fax +49 681 3720 1749

www.vdm-vsg.de

Die VDM Verlagsservicegesellschaft mbH vertritt

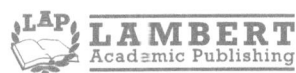
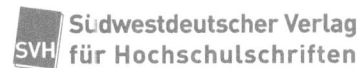

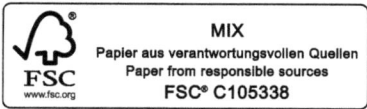

Printed by Books on Demand GmbH, Norderstedt / Germany